여성의 건강과 아름다움을 위한

좌훈요법

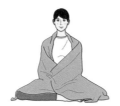

여성의 건강과 아름다움을 위한
좌훈요법

초판인쇄 | 2023년 7월 20일
초판발행 | 2023년 7월 24일

지 은 이 | 조경남
펴 낸 이 | 고명흠
펴 낸 곳 | 랜딩북스

출판등록 | 2019년 5월 21일 제2019−000050호
주   소 | 서울시 서대문구 세검정로1길 93, 벽산아파트 상가 A동 304호
전   화 | (02)356−8402 / FAX (02)356−8404
E−MAIL | landingbooks@daum.net
홈페이지 | www.munyei.com

ISBN 979−11−91895−26−1 (13510)

여성의 건강과 아름다움을 위한

좌훈요법

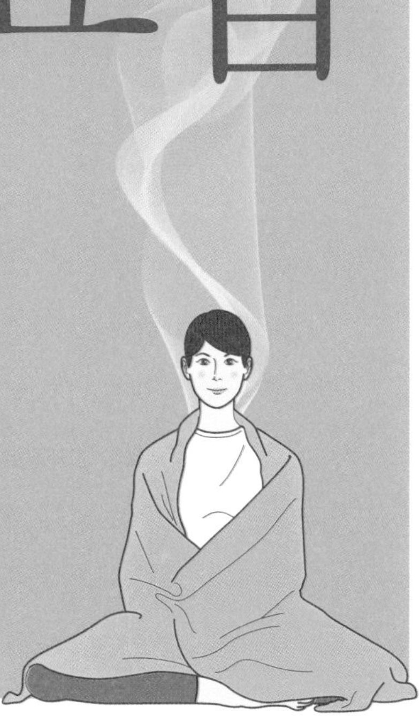

조경남 지음

랜딩북스

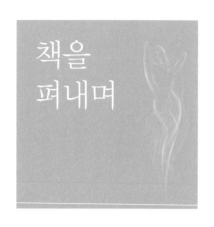

불과 10년 전만 해도 상상할 수 없었던 일들이 눈앞에서 벌어진다. 과학 기술은 하루가 다르게 발달하고 있으며, 병을 진단하고 치료하는 방법도 상전벽해(桑田碧海)라는 말이 무색할 정도로 진화에 진화를 거듭하였다. 이러한 변화 때문일까? 의료계에 종사하는 이들은 조만간 모든 병을 치료할 수 있을 것처럼 목에 힘을 준다.

하지만 늙고 죽는 것을 막을 수 없듯이, 현대 의학이 치료하지 못하는 병들도 많다. 특히 현대인들은 운동량 감소와 영양 과잉, 스트레스 때문에 다양한 질병이 생기는데, 이러한 질병을 완치시키는 약이나 치료법이 마땅하지 않다.

필자는 수년간의 경험을 통해 결국 냉기(冷氣)를 없애는 것이 질병 치료에 도움이 된다는 것을 알게 되었다. 냉기는 인체에 실로 다양한 증상을 일으킨다. 수족냉증, 생리통, 생리불순, 두통 등 일일이 열거

할 수 없을 정도로 많다. 특히 여성은 남성보다 체열(體熱)이 높지 않기 때문에 몸 안에 냉기가 쉽게 생기고, 결국 질병에 걸릴 가능성이 높아진다.

냉기를 없애는 방법은 다양하지만, 그중에서도 가장 효과가 좋고 조상 대대로 활용했던 좌훈에 주목할 것을 권한다. 좌훈은 한약재를 태우거나 끓일 때에 나오는 김과 열을 이용하는 치료법이다. 즉 냉기를 제거하는 치료법이다. 또한 좌훈은 혈액순환을 원활하게 하기 때문에, 콕 집어서 어떤 질병에 좋다고 할 수 없을 정도로 다양한 질병 치료에 도움을 준다.

필자는 좌훈을 통해 건강을 되찾은 사람들을 많이 만났고, 그들의 이야기를 이 책 말미에 소개하였다. 난치성 질병으로 고통받는 이들은 이 책을 통하여 희망을 얻기 바란다. 분명 도움이 될 것이다. 부디 좌훈의 개념과 방법을 익히고 실천해서 지금보다 건강해지기를 기원한다.

대모산 기슭을 거닐며
지은이 씀

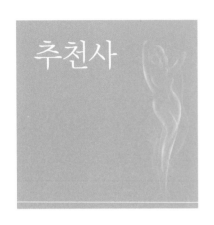

추천사

　수술이나 시술을 한다거나, 아니면 약물을 투여하는 등 질병을 치료하는 방법은 다양하다. 하지만 치료보다 중요한 것은 질병이 생기지 않도록 예방하는 것이다. 질병을 예방하는 방법 중에서 우선시되어야 하는 것은 적절한 식사와 운동이다. 더불어 의약품은 아니지만 경험적으로 효과가 인정된 건강법이 있다면 적극적으로 활용해야 한다. 그렇게 한다면 질병(疾病)이 생기기 전(前) 단계인 미병(未病)에서 질병(疾病)으로 가는 것을 차단할 수 있을 것이며, 더 나아가 미병에서 건강한 상태로 되돌릴 수 있을 것이다.

　한병현 박사(사회약학)는 《사회약료와 보건의료체계》(서울대학교출판문화원, 2014)에서 우리가 치료를 위해 복용하는 의약품을 하부구조를 대표하는 것으로 규정하면서 98.5%를 차지하는 상부구조로서 '사회약(社會藥)'의 개념을 도입하였다. 그는 '건강에 도움을 주는 약물을 제외한 모든 것'을 사회약이라고 주장하고 있다. 또 우리가 개발하고 발굴해야 하는 가장 숭고한 것이 사회약이라고 한 박사는 설파하고 있다. '좌훈요법'도 한 박사의 사회약 개념의 상부구조에 해당하며 자연치유력의 회복을 위한 것이다.

좌훈요법은 질병의 원인을 없애는 치료법이고 인체의 생리에 맞는 순리적이고 자연적인 치료법으로 미병(未病)에서 건강을 되찾을 수 있는 지름길이다. 더구나 부작용이 없고 남녀노소 누구나 할 수 있다는 장점이 있다. 아무쪼록 이 글을 읽는 모든 분들이 좌훈요법의 실천을 통해 건강을 유지하기 바라며, 이 글을 쓰기 위해 각고의 노력을 다한 저자에게 진심 어린 격려와 찬사를 보낸다.

류종훈(의학박사, 경희대학교 한약학과 교수)

차례

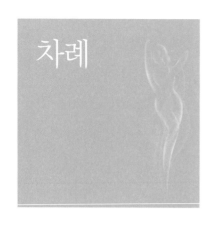

책을 펴내며 ⎯⎯⎯⎯⎯⎯⎯⎯ 4

추천사 ⎯⎯⎯⎯⎯⎯⎯⎯ 6

제1장 **냉기(冷氣)와 여성 건강** 〉〉〉

냉기(冷氣)란? ⎯⎯⎯⎯⎯⎯⎯⎯ 14

냉기(冷氣)로 인한 4대 증상 ⎯⎯⎯⎯⎯⎯ 16

냉기(冷氣)의 원인 ⎯⎯⎯⎯⎯⎯⎯⎯ 20

냉기를 없애는 방법 ⎯⎯⎯⎯⎯⎯⎯ 28

제2장 **여성 건강을 위한 좌훈요법** 〉〉〉

좌훈요법이란 ⎯⎯⎯⎯⎯⎯⎯⎯ 36

좌훈의 문헌적 고찰 ⎯⎯⎯⎯⎯⎯⎯ 39

좌훈과 관련된 이야기 ⎯⎯⎯⎯⎯⎯⎯ 43

좌훈과 회음혈(會陰穴) ⎯⎯⎯⎯⎯⎯⎯ 45

좌훈의 효과 ⎯⎯⎯⎯⎯⎯⎯⎯ 47

좌훈에 쓰이는 약초 ⎯⎯⎯⎯⎯⎯⎯ 50

제3장 좌훈으로 개선되는 질환

냉증(冷症) 76

생리통(生理痛) 83

생리전증후군(生理前症候群) 90

생리불순 94

불임증 99

자궁근종 108

자궁내막증 116

난소낭종 120

질염(대하증) 125

변비 129

여드름 134

복부비만 138

치질 142

제4장 이런 것도 좋아진다!

어깨결림 152

부부관계 개선 154

생식기 가려움증 156

생리량이 줄어든 경우 158

생리가 중단된 경우 160

불면증 161

요실금 162

소화가 안되는 사람 163

나잇살로 걱정하는 사람 ———————————— 165

전립선질환 ———————————————————— 167

제5장 좌훈하는 방법과 치료 사례 〉〉〉

좌훈은 이렇게! ———————————————————— 170

좌훈할 때 주의사항 ———————————————— 171

냉증(冷症) ——————————————————————— 172

생식기 가려움증 ——————————————————— 173

대하증(帶下症) ——————————————————— 174

불임증 ————————————————————————— 175

생리불순 ——————————————————————— 176

생리통 ————————————————————————— 178

손발저림 ——————————————————————— 179

피부 트러블 ————————————————————— 180

변비 —————————————————————————— 181

부부관계 개선 ———————————————————— 183

복부비만 ——————————————————————— 184

소화불량 ——————————————————————— 185

불면증 ————————————————————————— 186

요실금 ————————————————————————— 187

자궁근종 ——————————————————————— 188

냉증 | 이중탕   190

생리통 | 칠제향부환   192

생리전증후군 | 오적산   194

생리불순 | 사물탕   196

불임증 | 조경종옥탕   198

자궁근종 | 귀출파징탕   200

자궁내막증 | 온경탕   202

질염 | 용담사간탕   204

불면증 | 귀비탕   206

여드름 | 청상방풍탕   208

복부비만 | 방풍통성산   210

치질 | 소적정원산   212

어깨결림 | 갈근탕   214

부부관계 개선 | 연령고본단   216

요실금 | 보중익기탕   218

소화불량 | 평위산   220

전립선질환 | 육미지황환   222

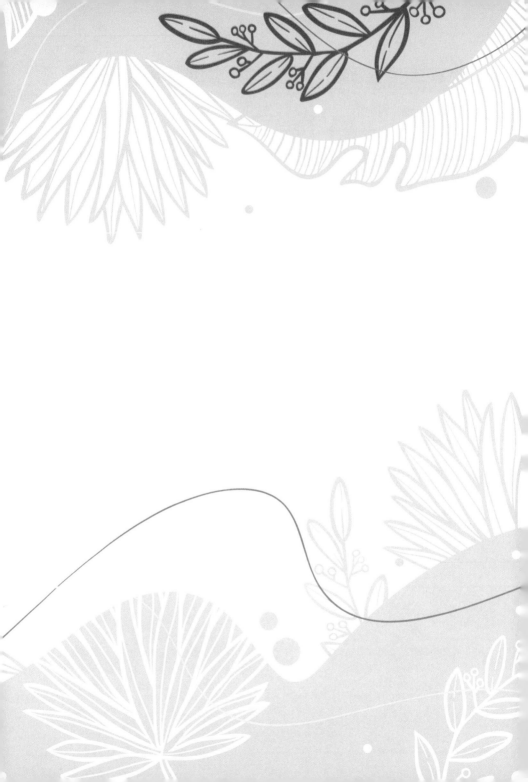

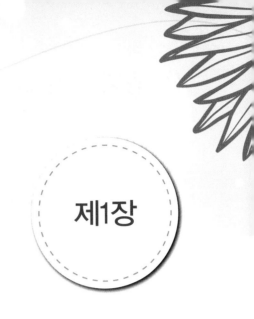

제1장

냉기(冷氣)와 여성 건강

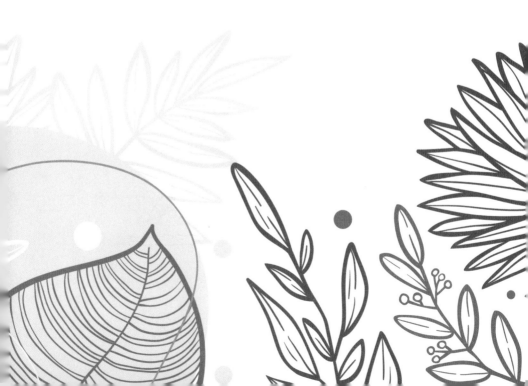

냉기(冷氣)란?

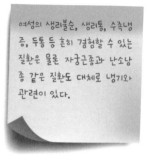

냉기(冷氣)의 일반적인 의미는 말 그대로 찬 기운(氣運)이다. 이 책
에서는 이러한 의미를 인체에 적용하여 몸이 차가워진 상태를 표현하
기 위해 사용한다.

'몸이 차다'는 말을 주위에서 쉽게 들을 수 있다. 특히 여성들은 나

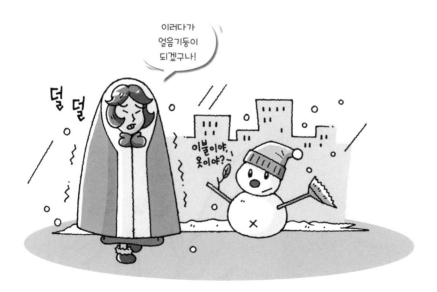

이가 많지 않음에도 손발이 차다거나 아랫배가 차다는 말을 자주 한다. 여성의 생리불순, 생리통, 수족냉증, 두통 등 흔히 경험할 수 있는 질환은 물론 자궁근종과 난소낭종 같은 질환도 대체로 냉기와 관련이 있다.

몸이 차가워지면 혈액순환이 원활하게 이루어지지 않게 되고, 결과적으로 인체의 조직과 세포에 영양분과 산소의 공급이 부족해지며, 세포에서 생성된 노폐물의 배설이 어려워져 세포의 기능은 떨어지게 된다.

이렇게 되었을 때 발생하는 문제는 크게 네 가지이다. 첫째, 혈액이 말초까지 충분하게 공급되지 못하기 때문에 수족냉증과 하복냉증이 발생하게 된다. 둘째, 혈액이 탁해지고 부분적으로 정체가 발생하기 때문에 어혈(瘀血)이 생기게 된다. 셋째, 장기간 세포에 혈액이 충분히 공급되지 않으면 세포의 기능이 저하된다. 넷째, 혈액순환이 원활하지 않으면 수분대사도 활발하게 이루어지지 않기 때문에 곳곳에 수분이 정체되는 현상이 생긴다.

위와 같은 문제가 생겼을 때 인체는 이를 해결하기 위해 여러 가지 방법을 사용하게 되는데, 그 과정에서 통증과 구역감, 어지럼증, 염증 등이 발생하게 된다. 특히 원인불명의 하복통을 비롯한 어깨결림, 수족냉증, 무력감, 소화불량 등은 냉기와 밀접한 관련이 있다.

냉기(冷氣)로 인한 4대 증상

1) 냉증(冷症)

냉기의 영향을 가장 확실하게 느낄 수 있는 증상은 냉증(冷症)이다. 몸이 차가워지면 인체의 조직이 수축하게 되고, 혈관도 수축하게 된다. 결국 말초로 혈액이 충분하게 전달되지 못하여 냉증이 발생한다.

특히 손과 발은 체적(體積)에 비해 표면적이 넓어서 체열의 발산이 심한 곳이고, 심장에서 멀리 떨어져 있기 때문에 다른 부위보다 빨리 차가워진다. 수족냉증이 쉽게 생기는 이유가 여기에 있다.

손발 다음으로 냉증이 많이 생기는 곳은 하복부이다. 머리를 포함하여 상체(上體)는 몸에서 발생하는 열이 올라오기 때문에 냉증이 쉽게 생기지 않는다. 반면 하복부는 이러한 영향을 받을 수 없을뿐더러 하복부에 위치한 장기(자궁과 방광 등)에서는 열 발생이 적기 때문에 냉증이 쉽게 생길 수밖에 없다.

2) 어혈(瘀血)

몸이 차가워지면 혈액순환이 불량해져 혈액이 탁해지고 한곳에 정체되기 쉽다. 한방에서는 이것을 어혈(瘀血)이라고 하는데, 눈 밑에 다크서클(dark circle)이 생기거나 입술이 검붉게 변하는 증상은 어혈이 생겼을 때 나타나는 대표적인 증상이다. 이 밖에도 젊은 여성에게 흔한 여드름과 생리통, 중년 여성에게 흔한 편두통과 생리불순도 어혈과 연관이 있다.

어혈이 심해지면 적(積)이 형성되기도 하는데, 적(積)이 생기면 통증이 나타나기도 하고 더욱 악화되면 암이 된다. 미국의 의학자이자 영양학자인 파보 아이롤라(Paavo O. Aiola) 박사나 일본 자연의학계의 최고 권위자인 모리시타 게이치(森下敬一) 박사가 '암은 오염된 혈액의 정화 장치'라고 주장한 것도 이와 같은 맥락에서이다.

냉기로 인해 어혈(瘀血)이나 적(積)이 형성되었을 때 나타나는 증상으로는 여성의 생리통, 생리불순, 불임증, 자궁근종 등이 있고, 변비나 여드름, 치질 등도 다소 연관성이 있다.

3) 기능저하(機能低下)

몸이 차가워지고 혈액순환이 불량해지면 장기적으로는 인체의 기능이 떨어지기 때문에 여러 문제가 생긴다. 먼저, 체온이 1℃ 상승하면 면역력은 30% 증가하고 반대로 체온이 떨어지면 면역력이 저하된다는 연구 결과에서 보는 바와 같이, 몸이 차가워지면 외부에서 침입하는 세균이나 바이러스의 공격에 무력해진다. 따라서 냉기로 인해 인체의 기능이 저하되면 기관지염, 방광염 등 각종 염증성 질환에 시달리게 된다. 특히 여성에게는 질염이 쉽게 생긴다.

둘째, 기능저하가 지속되면 조직의 탄력성이 떨어져 하수(下垂)되는 현상이 나타난다. 위하수나 자궁하수, 탈항이 여기에 해당한다.

셋째, 인체의 기능이 저하되면 신진대사가 활발하지 못하여 지방이 축적되므로 비만증이 될 가능성이 높다. 특히 복부에 지방이 축적되어 복부비만이 되면 생리통, 생리불순, 불임증, 대하증 등을 야기할 수 있다.

4) 수분정체(水分停滯)

체온이 낮아지면 오장육부(五臟六腑)의 기능이 약해지기 때문에 수분대사에 장애가 생긴다. 그래서 냉기(冷氣)는 몸 곳곳에 수분정체와 관련된 증상을 일으킨다. 예를 들어 수분정체가 몸 전체적으로 나타나면 몸이 자주 붓고 잘 빠지지 않는 증상이 나타난다. 이때 이뇨제를 복용하면 부종은 잠시 해결되지만 약을 중단하면 다시 붓기 때문에 약은 완전한 해결책이 될 수 없다. 수분정체는 위장에도 영향을 줄 수 있는데, 이것을 습담(濕痰)이라고 한다. 위장에 습담이 생기면 소화기능이 떨어져 식욕부진과 각종 소화장애가 나타난다. 마찬가지로 이럴 때 소화제를 복용하는 것은 미봉책이며, 냉기를 제거하여 수분정체를 없애주는 것이 근본적인 치료이다.

위에서 설명한 증상 외에도 냉기 때문에 생기는 질환과 증상은 매우 다양하다. 몸살이나 두통, 요통 등도 냉기 때문에 생기는 경우가 있고, 현기증과 가슴 두근거림, 설사, 변비, 불면증, 불안증, 초조감 등도 냉기를 제거하면 개선되는 경우가 종종 있다.

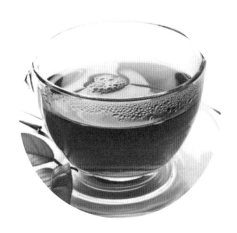

냉기(冷氣)의 원인

근육 이외의 장기에서 생산하는 체열의 양에는 한계가 있기 때문에 규칙적으로 운동을 하지 않는다면 근육이 약해지고 체온이 떨어져서 결국 몸 안에 냉기가 발생하게 된다. 스트레스도 혈액순환을 방해하고 체온을 떨어뜨려 냉기의 원인이 되고 있다.

1) 운동 부족

사람은 항온동물(恒溫動物)이므로 움직일 때나 움직이지 않을 때나 항상 일정한 체온을 유지해야 생명을 이어갈 수 있다. 그렇다면 사람이 적극적으로 움직이지 않을 때 체열은 어디에서 발생할까?

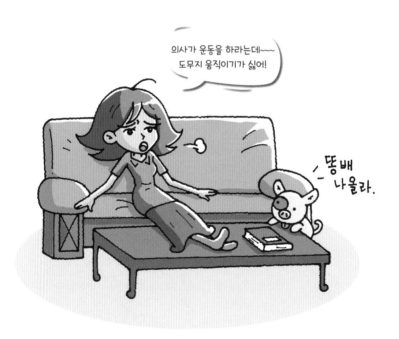

움직이지 않더라도 근육에서는 대략 22%의 체열을 생산한다. 그리고 간에서 약 20%, 뇌에서 약 18%, 심장에서 약 11%, 신장에서 약 7%, 피부에서 약 5%의 체열을 생산하고 있으며 기타 부위에서 약 17%를 생산한다.

뇌에서 열이 난다는 사실을 알고 놀라는 사람도 있겠지만 실제로 머리를 쓰는 일을 많이 하면 뇌가 따뜻해진다. 사랑에 빠져서 이런저런 로맨틱한 생각을 하다 보면 배가 꼬르륵거리는데 그것은 바로 뇌가 열을 내면서 에너지를 소비했기 때문이다. 또한 두뇌 노동을 하는 사람들이 단 음식을 좋아하는 것도 뇌에서 소비된 열량을 신속하게 보충하기 위한 결과라고 할 수 있다.

부위별로 체열을 생산하는 위의 수치는 몸이 안정상태에 있을 때의 통계이다. 그렇다면 몸을 움직이면 어떻게 될까? 보디빌더(bodybuilder)처럼 근육질인 사람의 경우에는 근육에서 80% 가까이 체열을 생산한다. 이처럼 운동이 체온을 상승시키는 효과는 매우 크다. 특히 인체 근육의 70% 이상은 하체에 있기 때문에 축구처럼 다리를 사용하는 운동이나 조깅, 걷기 같은 운동은 체열을 높이는 데 매우 효과적이다.

만약 규칙적으로 운동을 하지 않는다면 근육은 약해질 것이고, 그렇게 되면 근육에서 체열을 생산하는 비율이 점점 낮아진다. 문제는 근육 이외의 장기에서 생산하는 체열의 양에는 한계가 있기 때문에 근육이 약해지면 체온이 떨어지고 결국 몸 안에 냉기가 발생하게 된다는 것이다.

2) 스트레스

스트레스가 위장병의 원인이라는 것은 익히 알려진 사실이다. 분노, 슬픔, 괴로움, 공포 등 스트레스가 발생하면 혈관이 수축되고 혈액순환이 나빠진다. 그 때문에 얼굴이 창백해지거나 손발이 떨리게 되는 것인데, 위(胃)의 혈액순환도 나빠지기 때문에 소화불량이나 위염, 위궤양 같은 위장병이 생길 수 있다.

대한민국은 스트레스 사회이다. 직장생활을 하는 사람뿐 아니라 전업주부도 육아나 이웃 또는 시댁·친정 등의 인간관계 때문에 이런저런 스트레스를 받는다. 아이들도 어려서부터 경쟁에 시달리고, 사회에 나오면 기업 전사로서 다시 스트레스 속에서 살아간다. 이러한 스트레스가 혈액순환을 방해하고 체온을 떨어뜨려 냉기(冷氣)의 원인이 되고 있다.

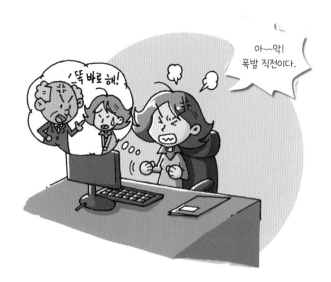

3) 과식

현대는 과식이 만연한 시대라고 해도 과언이 아닐 것이다. 역사상 지금처럼 먹을거리가 풍부한 시대는 없었으며, 사람들의 식욕 또한 그 어느 때보다 왕성하다.

매끼마다 많이 먹는 것도 과식이지만, 평소에는 조금씩 먹다가 회식을 할 때 필요 이상으로 많이 먹는 것, 또는 아침과 점심에 간단히 먹다가 저녁에는 고기에 술을 곁들여 과다하게 먹는 것도 과식이다.

평상시 과식을 하지 않았더라도 식사 후에 졸리거나 피로감이 몰려오는 것을 경험했을 것이다. 이는 소화에 필요한 에너지가 위장으로 집중되기 때문인데, 과식을 하면 보다 많은 에너지가 필요하기 때문에 인체의 다른 부위에는 일시적으로 에너지가 부족해진다. 과식을 하는 횟수가 많지 않다면 큰 문제가 없겠지만 이런 생활이 주기적으

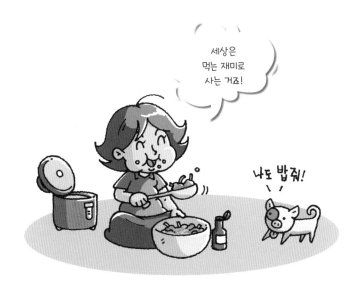

로 반복되면 인체에 악영향을 준다.

앞서 언급한 대로 위장에서 많은 에너지를 소모하기 때문에 다른 부위에는 에너지가 부족해지고, 이것이 만성화되면 인체의 기능이 저하되면서 혈액순환도 불량해진다. 그 결과 말초로 혈액이 충분하게 가지 못하여 수족냉증(手足冷症)이 생기고, 두통이나 어지럼증, 어깨 결림 같은 증상이 나타날 수 있다. 이처럼 과식은 인체의 기능저하와 혈행장애를 야기하여 몸 안에 냉기(冷氣)를 만드는 주요한 원인이다.

과식으로 인해 위와 같은 증상들이 생기면 사람들은 대체로 몸이 약해진 것으로 여긴다. 그래서 몸에 좋은 음식을 먹어야 한다고 생각하는데, 그 결과 과식을 반복하게 되기 때문에 혈액순환이 더욱 나빠져서 몸 안에 냉기는 심해진다.

4) 잘못된 옷 입는 습관

젊은 사람들은 유행에 매우 민감하여 자신의 건강을 고려하지 않고 옷을 선택한다. 그런데 사지(四肢)를 노출시키는 옷이나 몸을 꽉 조이는 옷은 혈액순환을 방해하므로 건강에 매우 해롭다.

날씨가 덥지 않은데도 사지를 노출시키는 옷을 입으면 말초혈관이 수축하게 되어 혈액순환에 장애가 발생하기 쉽고, 이런 상태가 계속되면 몸 안에 냉기가 생긴다. 배꼽티 또한 여름철에 입는 것은 별 문제가 없다고 해도 가을철이나 환절기에 입는 것은 냉기의 원인이 될 수 있으므로 입지 않는 것이 좋다.

뱃살을 감추기 위해, 또는 날씬한 몸매를 과시하기 위해 꽉 조이는

24

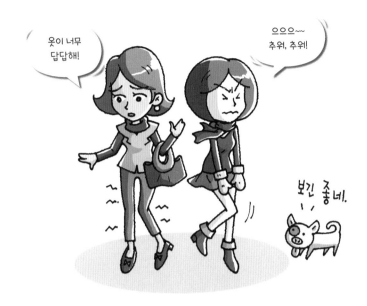

옷을 입는 경우가 많은데, 이것 또한 혈액순환에 장애를 일으키기 때문에 냉기의 원인이 된다. 더구나 조이는 옷은 바람이 잘 통하지 않아서 여성의 생식기에 세균이 번식하기 좋은 조건을 만들어 질염을 일으킬 수도 있다. 여러모로 조이는 옷은 여성의 건강에 좋지 않다.

5) 지나친 수분 섭취

필요 이상으로 수분을 섭취하는 것은 냉기를 유발하는 원인이 될 수 있다.

예를 들어 온종일 에어컨 바람을 맞으면서 하루에 2L의 물을 섭취하는 것은 수분정체를 유발시킨다. 물론 이렇게 하는 사람은 많지 않겠지만 활동량이 많지 않은 상태에서 차나 커피, 음료 등을 지나치게

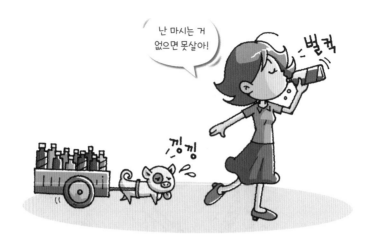

많이 마시는 것은 수분을 정체시키고 냉기를 불러올 수 있다.

6) 약물의 남용

대부분의 화학약품은 몸을 차갑게 만드는 성질이 있다. 해열진통제

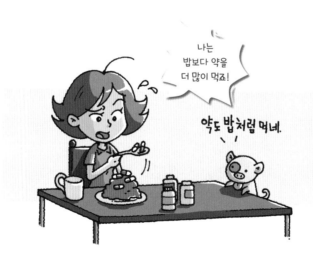

라고 부르듯이 몸을 차게 하는 작용이 있는 것이다. 화학약품을 복용한다고 해서 모두 그런 부작용이 나타나는 것은 아니지만 화학약품이 몸을 치갑게 만드는 것은 분명한 사실이며, 특히 만성질환을 치료하기 위해 장기간 화학약품을 복용하는 경우에는 몸 안에 냉기가 생길 수 있다는 것을 염두에 두어야 한다.

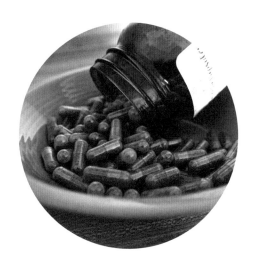

냉기를 없애는 방법

냉기를 제거하기 위한 방법으로 운동, 식이조절, 스트레스에서의 해방, 옷 입는 습관 개선을 설명하였는데, 이것을 한마디로 표현한다면 '잘못된 생활습관을 건강한 생활습관으로 바꾸는 것'이라고 할 수 있겠다.

1) 규칙적인 운동

인도 북서부, 파키스탄령(領) 잠무카슈미르에 훈자라는 마을이 있다. 해발 6,000m 이상의 높은 산으로 둘러싸인 계곡에 위치하지만 기후는 비교적 온화하고 건조하여 건강에 좋은 곳이다.

훈자마을 사람들은 경사지를 이용한 계단경작지에서 벼, 밀, 옥수

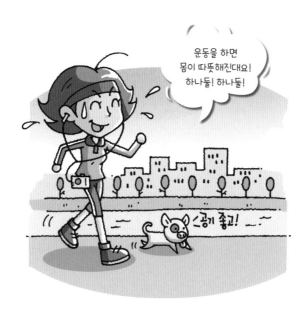

운동을 하면
몸이 따뜻해진대요!
하나둘! 하나둘!

공기 좋고!

수, 채소, 과일 등을 재배하며 살아가는데, 경제적으로 풍요하지 않지만 건강만큼은 세계 어느 지역 사람들보다 좋다는 평가를 받는다. 그곳 사람들이 건강하게 장수하는 데는 여러 비결이 있겠지만, 아침부터 저녁까지 열심히 일하는 것이 으뜸가는 비결이라고 입을 모은다.

몇 해 전 방송을 통해 소개된 70대 할아버지 이야기가 생각난다. 그 할아버지는 젊었을 적에 허리를 다쳤고 병원에서 디스크 파열로 진단을 받았다. 이후 여러 치료를 했으나 별 차도가 없었고, 그때부터 철봉운동을 시작했다고 한다. 십수 년이 지난 방송 당시 할아버지의 철봉 실력은 선수 못지않았으며 디스크로 인한 요통도 없어지고 매우 건강한 모습이었다.

위의 두 사례에서 알 수 있듯이 운동은 건강에 필수적이며, 냉기를 제거하는 가장 좋은 방법이다. 운동을 하면 혈액순환이 활발해지고 체열 생산이 증가하므로 몸 안의 냉기를 제거할 수 있다. 따라서 냉기에 따른 증상이 있을 때는 규칙적인 운동을 해야 한다.

2) 식이조절

과식이 냉기를 발생시키는 원인 중 하나라는 것을 이해했을 것이다. 따라서 식이조절을 통해 몸의 상태를 정상적으로 유지시키는 것이 냉기를 제거하는 좋은 방법이 된다.

더 이상 알을 낳지 못하는 닭에게 보름간 단식을 시킨 결과 닭의 깃털이 다시 나기 시작하면서 알을 낳았다는 보고가 있다. 이는 식이조절이 신진대사를 활발하게 하여 몸의 기능을 항진시킨다는 증거이다.

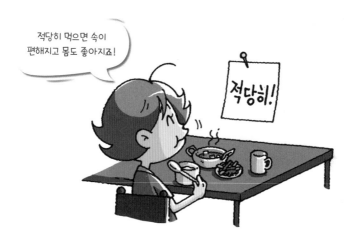

적당히 먹으면 속이
편해지고 몸도 좋아지죠!

적당히!

또 다른 예로 새가 알을 낳고 그 알을 품고 있을 때는 일정 기간 아무 것도 먹지 않는다고 한다. 이는 단식을 통해 신진대사를 항진시키고 체온을 높게 유지하여 알의 부화를 돕기 위함이다.

이처럼 단식을 하거나 식사를 조절함으로써 몸의 기능을 정상화 시키는 것이 몸 안에 축적된 냉기를 제거하고 건강을 회복하는 길이 다. 19세기 후반에 다수의 건강서적을 저술했던 엘런 화이트(Ellen G. White)는 모든 질병을 치료하는 데 있어 2~3일 동안 금식하는 것이 매우 좋다고 강조했다.

3) 스트레스에서 해방

외부에서 가해지는 해로운 자극을 스트레서(stressor)라고 하며, 이 때 발생하는 몸의 긴장상태를 스트레스라고 한다. 스트레스 자체는 병이 아니지만 스트레스 유발 요인에 장기간 강하게 노출되면 육체가 견딜 수 없게 되어 병이 생긴다.

　최근 직장인을 대상으로 한 설문조사에서 무려 89%가 직장에서 스트레스를 받고 있는 것으로 나타났다. 스트레스에 장기간 과도하게 노출되면 당뇨병, 심장병, 소화성 궤양, 과민성 장증후군, 비만증, 우울증, 암 같은 각종 성인병이 유발될 수 있고, 지나친 경쟁심이나 분노를 느끼는 경우 협심증, 심근경색증, 고혈압, 부정맥 등이 생긴다.

　또한 스트레스가 폐에 영향을 주면 천식 발작이나 신경성 기침을 유발하며, 위에 영향을 주면 신경성 구토, 위염, 역류성 식도염, 십이지장 궤양을 일으킬 수 있다. 뿐만 아니라 스트레스는 생식기에도 많은 영향을 주는데 여성에게는 생리불순, 극도의 우울감, 두통, 소화불량을 일으키고, 남성에게는 조루증, 발기부전 등 성기능 장애를 일으킨다.

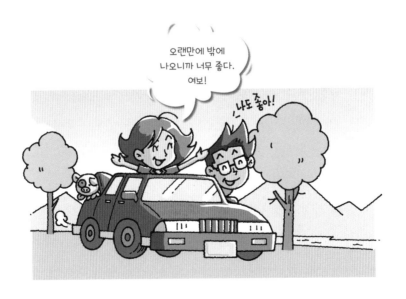

이처럼 스트레스는 다양한 질환을 일으키는 중대한 원인인데, 스트레스로 인해 위와 같은 질환이 발생하기까지는 냉기(冷氣)가 큰 역할을 한다. 앞에서 언급한 대로 장기간 스트레스를 받으면 혈관이 수축되고 혈액순환이 원활하지 않기 때문에 몸에 냉기가 발생하고, 이러한 상태에서는 면역력이 떨어지기 때문에 각종 질병이 발생하게 되는 것이다.

알고 있으면서도 실천하기 힘든 것 중 하나가 스트레스에서의 해방이지만, 몸속의 냉기를 제거하여 건강을 되찾으려면 일단 스트레스를 받지 않아야 한다. 또한 스트레스를 지혜롭게 해결하는 법도 배워야 한다.

4) 옷 입는 습관 개선

요즘 여성들의 옷을 보면 보기에도 숨이 막힐 정도로 답답한 것도 있고, 반대로 노출이 과다하여 눈살을 찌푸리게 하는 것도 있다. 그런데 두 가지 모두 냉기를 야기하므로 건강에는 매우 좋지 않다.

피부는 땀을 분비하여 체온을 조절하고, 각종 노폐물을 몸 밖으로 내보낸다. 만일 피부가 호흡작용, 배설작용, 흡수작용, 감각작용, 보호작용, 체온조절 작용 등의 기능을 제대로 수행하지 못한다면 우리 몸은 산소 부족, 노폐물 정체, 체온의 상승 또는 하강 등으로 인해 심각한 이상을 겪게 될 것이다. 그리고 이러한 상태가 지속되면 몸 안에 냉기가 생길 수밖에 없다.

특히 여성들이 꽉 조이는 거들이나 스타킹으로 몸을 감싸면 자궁을

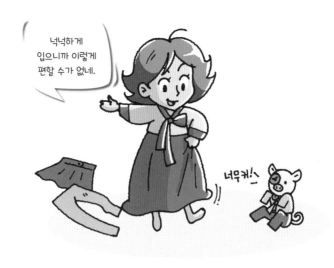

통해 배설되어야 할 노폐물이 배설되지 못하고 자궁에 정체되어 부인과질환의 원인이 된다. 따라서 몸 안에 생긴 냉기를 제거하기 위해서는 꽉 조이는 옷을 입지 말아야 한다. 반대로 피부를 과도하게 노출시키는 의복도 냉기를 유발할 수 있으므로 피해야 한다.

5) 좌훈요법

냉기를 제거하기 위한 방법으로 운동, 식이조절, 스트레스에서의 해방, 옷 입는 습관 개선을 설명하였는데, 이것을 한마디로 표현한다면 '잘못된 생활습관을 건강한 생활습관으로 바꾸는 것'이라고 할 수 있겠다. 그러나 말처럼 쉬운 것이 어디 있겠는가! 더구나 여기저기 아픈 상황에서 "운동하시오! 식사를 조절하시오! 제발 신경 좀 그만 쓰시오!" 이런 식으로 조언하는 것은 별로 도움이 되지 못할 것이다.

따라서 몸에 축적된 냉기를 보다 적극적으로 없애는 방법을 소개하려고 하는데, 바로 좌훈요법이다. 좌훈요법은 냉기를 제거하여 건강을 되찾고자 힘써왔던 우리 조상들의 훌륭한 자연치료법이다. 근래에 좌훈을 하는 사람들이 많지 않아서 기억 속에서 사라져가는 듯하지만 잘 활용하면 그 어떤 치료법보다 좋은 효과를 볼 수 있으므로 반드시 전승해야 한다.

좌훈요법은 물로 하는 좌욕과 유사한 개념이라고 할 수 있지만, 한약재를 삶거나 태워서 거기에서 나오는 증기와 연기, 원적외선을 이용하기 때문에 편리하고 효과도 좋다.

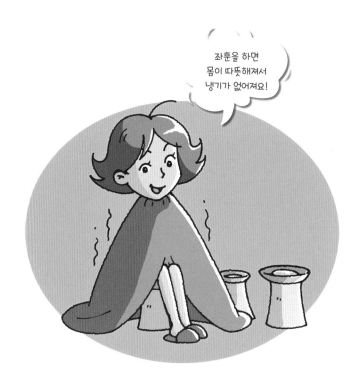

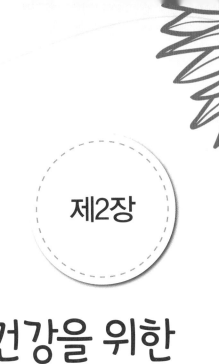

제2장

여성 건강을 위한
좌훈요법

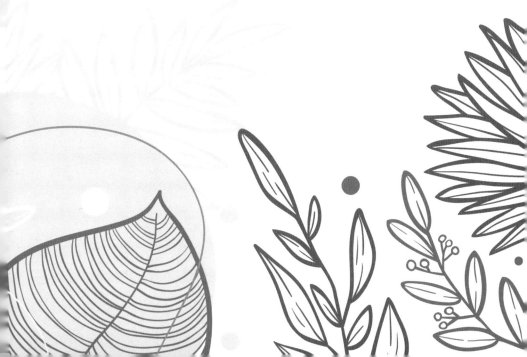

좌훈요법이란

좌훈은 한의학의 외치법(外治法)의 일종인 훈법(薰法)에 해당하는 치료법이다. 예로부터 우리 선조들은 대하증, 치질 등 인체의 하복부에 병이 있을 때는 약쑥이나 민들레, 익모초 등의 약재를 끓이거나 태워서 발생하는 증기나 연기, 열로 건강을 지켜왔다. 《동의보감》에 따르면 '하복부 질병은 모두 냉기에서 비롯된 것'이라고 하여 훈법의 중요성을 강조했다.

훈법(薰法)에는 약초를 태워서 그 연기를 이용하여 질병을 치료하는 훈연법(薰煙法), 약초를 태울 때 나오는 열로 질병을 치료하는 훈열법(薰熱法), 약초를 끓일 때 나오는 김을 이용하여 질병을 치료하는 훈증법(薰蒸法)이 있다.

또한 입으로 약초의 연기를 삼키는 식훈(食燻), 코로 흡입하는 비훈(鼻燻), 건강하지 못한 부위에 직접 연기를 쐬는 당훈(當燻) 등으로도 나눌 수 있다.

좌훈은 앉은 자세에서 약재를 태우거나 끓일 때 나오는 연기와 김을 쐬는 치료법이므로 훈연법(薰煙法), 훈증법(薰蒸法), 훈열법(薰熱

法)에 모두 해당하며, 후자의 분류법으로는 당훈(當燻)에 해당한다.

《동의보감》에서 '여성의 하복부 통증과 질병은 모두 한기(寒氣)가 모여 딱딱해진 병이니 마땅히 훈증을 해야 한다.'고 하였다. 대부분의 여성질환은 여성의 몸이 냉기에 노출되어 자궁과 하복부가 차가워진 상태에서 생기기 때문에 자궁을 포함하여 하복부를 따뜻하게 해주는 것이 여성질환 치료의 핵심이라 할 수 있다.

바로 이런 여성질환의 치료를 위해 한방에서는 다양한 약초를 태우거나 끓였을 때 나오는 열과 증기를 여성의 질과 항문, 회음부 주위에 직접 쏘이는 좌훈을 권하고 있다.

인체에는 수많은 경혈이 존재하는데 좌훈을 하면 가장 중요한 혈(穴) 중의 하나인 회음혈이 자극된다. 또한 생식기의 깊숙한 곳에 약초의 김이나 연기가 닿아 영향을 주므로 직접적으로 여성질환이 치료될 뿐 아니라 지방이 분해되고 뼈가 튼튼해지는 효과를 얻을 수 있다.

또한 약효성분이 포함된 뜨거운 김은 강한 살균력을 지니고 있어 세균에 의한 가려움증과 대하증, 물혹 등의 치료에 효과적이다. 좌훈은 생리통과 하복통, 요통, 신경통, 치질 등에도 효과가 있으며, 전신을 따뜻하게 하여 혈액순환을 촉진하고 노폐물의 배출을 촉진하므로 피부를 윤택하게 한다.

한의학 이론에는 '인체의 상부에 질병이 생기면 반드시 그 아래쪽을 치료하라'는 말이 있다. 얼굴에 생기는 여드름이나 뾰루지, 기미 등의 원인이 자궁의 문제일 수 있다는 뜻이다. 실제로 얼굴에 발생하는 피부질환은 물론 대부분의 여성질환은 생식기와 연관되어 있고,

특히 자궁이 위치하고 있는 하복부의 냉기(冷氣)와 깊은 관련이 있다.

따라서 좌훈은 질병이 없더라도 여성에게는 매우 필수적인 건강유지법이라 할 수 있고, 질병을 앓고 있는 여성은 무엇보다 우선적으로 실천해야 할 치료법이라 하겠다.

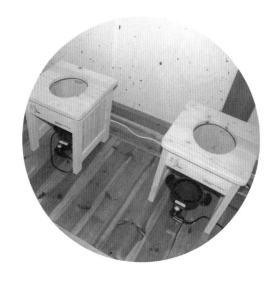

좌훈의 문헌적 고찰

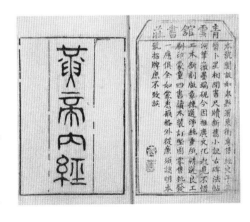

좌훈의 역사는 매우 길기 때문에 표현과 형태가 다를 뿐 여러 한의학 고전에 다양하게 기록되어 있다.

좌훈의 역사는 매우 길기 때문에 표현과 형태가 다를 뿐, 여러 한의학 고전(古典)에 다양하게 기록되어 있다. 아래의 설명은 좌훈이 언급되어 있는 한의학 고전과 그 책에 좌훈이 어떻게 표현되어 있는지를 보여준다.

황제내경(黃帝內徑)

《황제내경》은 중국 전통 의학서로서 가장 오래되고 중요한 서적이다. 기원전 2세기 이전 중국 전통의학의 이론과 실제를 요약하고 있는데, 예방의학의 개념과 실제를 포괄적으로 소개한 최초의 책이다.

이 책은 모두 18권이며 전반 9권(소문)과 후반 9권(영추)으로 구분된다. 소문은 천인합일설(天人合一說), 음양오행설(陰陽五行說) 등 자연학에 입각한 병리학설이 주로 설명되며 치료에 대한 기록은 적다. 영추는 침구(鍼灸)와 도인(導引) 등 물리요법을 서술하고 있으며, 약물요법에 대한 언급은 별로 없다.

현존하는 것으로는 당(唐)나라의 왕빙(王氷)이 주석(注釋)을 가한 24권본이 있고, 이보다 앞서 수(隋)나라의 양상선(楊上善)이 편집한 《황제내경태소(黃帝內經太素)》 30권이 있었으나 소실되어 전해지지 않는다.

《황제내경》에 좌훈이라는 말은 없으나 훈법의 일종인 훈증(薰蒸)에 대한 기록이 있어 당시 질병 치료의 수단으로 훈증을 사용했음을 알 수 있다. 《황제내경》이 한의학 최고의 경전인 것을 인정한다면 좌훈의 역사도 그만큼 오래되었고 근거가 확실한 치료법임을 알 수 있다.

동의보감(東醫寶鑑)

《동의보감》은 1596년(선조 29년) 왕명에 의해 내의원에 편찬국을 두고 허준, 양예수, 이명원, 정작, 김응탁, 정예남 등이 한(漢)나라 때에 체계화를 이룬 한의학을 중심으로 동방의

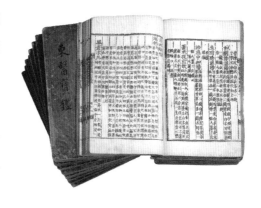

학의 총집성과 더불어 민족의학을 정립시키는 것을 목적으로 편찬을 시작하였다. 정유재란(丁酉再亂)으로 일시 중단되는 곡절이 있었지만,

허준만은 자신의 일생 사업으로 추진할 것을 결심하였다. 14년 후인 1610년(광해군 2년) 8월 6일 마침내 25권의 방대한 의서가 완성되었고, 《동의보감》이라는 이름으로 1613년 11월에 간행되었다.

허준의 《동의보감》은 실사구시(實事求是)의 실증적 학구의 자세와 명민한 관찰력, 그리고 고전에 대한 해박한 학식을 토대로, 풍부한 임상 경험을 살려 기본학리가 임상에 직결되기까지 일관하여 보다 체계적이고 실용적인 의술의 구체화를 이룩하였다는 평을 받고 있어 우리나라 최고의 의서라고 할 만하다.

《동의보감》에 '소연훈지(燒烟薰之)'라는 말이 있는데, 이는 당시에 훈법을 하나의 치료법으로 사용했음을 알 수 있게 한다. 특히 약재를 태워 거기에서 나오는 연기를 이용했음을 알 수 있다. 이는 《동의보감》이 출간되었을 당시 이전에도 훈법이 중요한 치료법 중의 하나로 인식되었다는 증거이다.

경악전서(景岳全書)

《경악전서》는 1624년 명나라의 명의(名醫)이자 의학 이론가인 장개빈(張介賓)이 지은 책이다. 《경악전서》는 중국의학 이론과 임상에서의 지도성과 실용성을 인정받은 의서로 의론

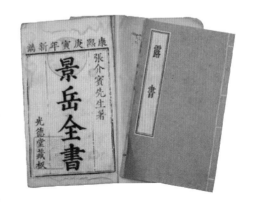

(醫論), 진단(診斷), 본초(本草), 방제(方劑), 임상각과(臨床各科) 등을 포괄하고 있다. 음양, 표리, 허실, 한열, 기미 등 중국의학 이론상의 문제를 다룬 〈전충록(傳忠錄)〉, 맥법과 맥의의 정화를 논술한 〈맥신장(脈神章)〉, 상한온병의 전변과 치료를 다룬 〈상한전(傷寒典)〉, 내과 잡병과 눈, 귀, 코, 인후, 치아 등의 질병을 다룬 〈잡증모(雜證謨)〉, 부인병을 다룬 〈부인규(婦人規)〉 등 15종 64권으로 되어 있다.

《경악전서》에는 훈법의 일종으로 '증울법(蒸熨法)'이 기록되어 있다. 이는 약재를 끓여 거기에서 나오는 김과 열기를 이용한 치료법으로 볼 수 있다.

금궤요략(金櫃要略)

《금궤요략》은 중국 한(漢)나라 말 내과(內科)의 잡병에 대한 치료법을 논한 의서(醫書)로 장중경(張仲景)이 지었다고 전해진다. 주로 고대의 내과(內科) 잡병(비전염성의 내과·외과·소아·부인과 질병)의 증상과 치료법을 기술했다.

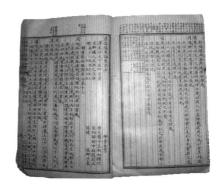

《금궤요략》에서는 증후군으로 질병의 형태를 분류했고, 각 병에 대해 구체적인 치료법을 기술했다. 또한 훈법을 다양하게 표현하고 있는데, '외음세척(外陰洗滌), 음중납약(陰中納藥), 항문도입(肛門導入)' 등이 그것이다.

좌훈과 관련된 이야기

예로부터 우리 선조들은 대하증(帶下症)이 있거나 아이를 낳은 뒤에는 지금의 좌욕처럼 요강단지에 쑥이나 여러 한약재를 넣고 팔팔 끓는 물을 부어서 그 김을 쏘였다. 1970~80년대까지만 해도 남에게 이

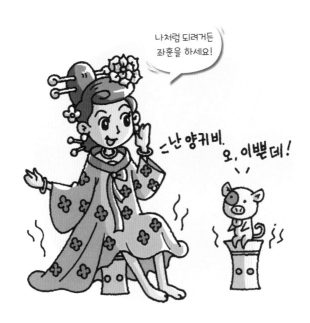

야기하지 못하는 속병이 있을 때 우리네 어머니들은 좌훈을 했었다고
한다.

그러나 물을 끓여서 하는 좌훈은 번거로울 뿐 아니라 손쉽게 할 수
있는 기구가 없다는 점 때문에 점점 우리 생활에서 멀어져갔다. 그러
던 중에 '장희빈'이라는 드라마에서 장희빈이 임금의 총애를 받고 아
들을 낳기 위하여 좌훈을 하는 모습이 방영되었고, 이후 어느 연예인
이 좌훈을 통해 체중을 감량했다는 이야기가 알려지면서 다시 주목받
게 되었다.

좌훈에 관한 이야기를 하면서 양귀비를 빼놓을 수 없다. 양귀비는
좌훈으로 성감(性感)을 높이고 피부를 아름답게 했다는 말이 있고, 아
름다운 몸매를 가질 수 있었던 비결이 좌훈이었다는 말도 전해진다.
또한 중국 황실에서는 황후비빈과 궁녀들이 좌훈을 일상적인 미용법
으로 이용했다고 한다.

이처럼 좌훈은 훌륭한 건강법이자 미용법이라고 할 수 있다. 이러
한 좌훈의 효과 덕분에 요즘에는 좌훈을 전문으로 하는 업체가 생기
는 것을 볼 수 있다. 이는 매우 다행스러운 일이지만 한순간 지나가는
유행이 되지 않기 위해서는 좌훈에 대한 체계적인 연구가 필요하다고
하겠다.

좌훈과
회음혈(會陰穴)

좌훈을 통해 회음혈을 강하게 자극하면 하복부의 질병뿐 아니라 인체 모든 조직의 생명과 음양의 균형을 조절할 수 있게 되므로 냉기를 제거하고 면역력을 증진시켜 건강을 지킬 수 있다. 따라서 평소 건강한 사람이라도 주기적으로 좌훈을 하면 감기를 비롯한 각종 질환을 예방할 수 있고 수명을 연장시킬 수 있다.

좌훈을 할 때 발생하는 열기(熱氣)는 몸 전체의 혈액순환을 촉진하여 냉기를 제거하는데, 좌훈을 할 때 직접적으로 영향을 받는 곳이 회음혈 부위이므로 회음혈에 대한 이해가 필요할 듯하다.

회음혈은 인체의 뿌리이며 생명의 문이라고 할 만큼 중요한 혈(穴)이다. 남자의 경우 음낭과 항문 사이가 회음혈이고, 여자는 항문과 대음순 중간이 회음혈이다. 회음은 음양(陰陽)의 시작과 끝이 모인 혈(穴)로서 인체에서 가장 중요한 곳이며, 조금 과장하자면, 예로부터 죽은 사람도 살릴 수 있는 혈로 알려질 만큼 중요한 혈이다.

회음혈은 인체를 도는 임맥(任脈)과 독맥(督脈), 그리고 충맥(衝脈)이 시작되는 곳이기도 하다. 독맥은 등쪽 척추를 따라 위로 올라가서 머리를 지나 위쪽 잇몸의 은교혈(齦交穴)에서 임맥과 만난다. 임맥은 회음혈에서 시작하여 복부의 정중선을 따라 올라가고, 충맥은 회음혈에서 시작하여 복부의 기충혈(氣衝穴)로 나와 족소음신경(足少陰腎經)에 합하고 위로 올라가서 입술 주변을 에워싼다.

독맥의 주요 기능은 전신의 모든 양기(陽氣)를 통솔하는 것이고, 임맥은 사람의 모든 음기(陰氣)를 총괄적으로 조절하고 여성의 임신을 주관한다. 충맥은 정혈(精血)을 모든 조직에 공급함으로써 생양(生養)의 역할을 한다.

회음혈은 이처럼 중요한 혈자리임에도 불구하고 위치상 침을 놓거나 뜸을 뜨기 어렵다는 단점이 있는데, 좌훈을 활용하면 이러한 단점이 극복된다.

좌훈을 통해 회음혈을 강하게 자극하면 하복부의 질병뿐 아니라 인체 모든 조직의 생양(生養)과 음양(陰陽)의 균형을 조절할 수 있게 되므로 냉기를 제거하고 면역력을 증진시켜 건강을 지킬 수 있다. 따라서 질병이 있는 사람뿐 아니라 평소 건강한 사람이라도 주기적으로 좌훈을 하면 감기를 비롯한 각종 질환을 예방할 수 있고 수명을 연장시킬 수 있다.

좌훈의 효과

여성의 건강은 자궁에 달렸다고 해
도 과언이 아닐 것이다. 좌훈을 해서
자궁기능을 회복시키면 어혈이 제거되
기 때문에 피부가 고와진다. 따라
서 기미나 주근깨, 여드름, 뾰루지 등
이 생기는 사람은 반드시 좌훈이 필요
하다.

1) 살균 효과

좌훈은 강한 살균력을 발휘한다. 좌훈을 할 때 사용하는 약재에서
직접적으로 살균력을 얻을 수 있을 뿐 아니라, 좌훈을 할 때 발생하는
강한 열기와 김이 살균효과를 증가시킨다. 이러한 살균효과는 생식기
에 영향을 주어 질염으로 인한 음부 가려움증과 대하증을 치료하고,
각종 성병과 감염을 예방하는 데도 기여한다.

2) 진통 효과

좌훈은 하복부의 혈액순환을 촉진시키기 때문에 생리통 및 하복통,
요통, 신경통을 치료하는 데 효과적이다. 《동의보감》에 '불통즉통 통
즉불통(不通卽痛 通卽不痛)'이라는 말이 있다. 이는 '통하지 않으면 아프
고 통하면 아프지 않다'는 뜻인데, 냉기 때문에 혈액순환이 잘되지 않
아서 통증이 생겼을 때 좌훈을 하면 각종 통증이 개선된다.

생리통을 포함하여 자궁질환에서 나타나는 통증은 하복부의 혈액
순환에 문제가 있을 때 생긴다. 특히 손발이나 아랫배가 차가운 사람
은 대체로 여기에 해당한다. 이 경우에 좌훈을 하면 하복부의 혈액순

환이 원활해져 생리통 및 하복통, 요통, 신경통 등을 개선할 수 있다.

3) 소염 효과

좌훈은 염증을 가라앉히는 효능이 있어서 질염과 치질, 전립선염 치료에도 활용된다. 염증의 원인을 다양하게 설명할 수 있겠지만, 대체로 해당 부위의 기능이 떨어졌을 때 발생한다고 볼 수 있다. 따라서 어떤 방법을 사용하든지 약해진 기능을 강화시키면 염증반응이 사라진다. 특히 직장정맥총에 혈액이 울체되어 치질이 생겼을 때 좌훈을 하면 혈액순환이 활발해지고 약해진 기능이 강화되면서 완전히 치료될 수 있다.

4) 지방분해 효과

좌훈을 하면 자궁과 난소 등 생식기 주변의 혈액과 림프의 순환이 원활하게 되어 몸 안에 축적된 노폐물이 배출되고 동시에 지방이 연소된다. 특히 좌훈은 자궁과 난소의 기능을 강화시키고 호르몬 분비를 촉진하며, 또한 대장에 남아 있는 숙변을 제거함으로써 자연스럽게 뱃살이 빠지게 해준다. 좌훈을 통한 다이어트는 근육과 수분이 아닌 체지방이 빠지는 것이므로 요요현상 없이 살이 빠진다는 장점이 있다.

5) 수축 효과

좌훈요법을 산후에 활용하면 출산으로 인해 이완된 자궁 및 질의 수축에 효과적이다. 단, 산후의 좌훈 치료는 오로(출산 후에 나오는 피가 섞인 분비물)가 완전히 멈춘 후에 해야 한다. 산후가 아니더라도 좌훈을 하면 근육의 수축력이 좋아지기 때문에 성감(性感)이 높아진다. 그래서 질 수축에 효과적인 좌훈을 중국 황실에서는 남성과 여성의 성감과 쾌감을 증대시키는 방법으로 활용하였다.

6) 미용 효과

여성의 건강은 자궁에 달렸다고 해도 과언이 아닐 것이다. 평소 정상적이던 생리에 이상이 생기는 경우, 즉 생리통이 있거나 생리량이 많아지고 기간이 길어지는 등의 생리불순이 나타나는 것은 자궁 건강에 이상이 있다는 신호이다.

이러한 생리문제는 어혈(瘀血)과 연관이 깊고, 어혈은 피부에도 영향을 주게 되는데, 좌훈을 해서 자궁기능을 회복시키면 어혈이 제거되기 때문에 피부가 고와진다. 따라서 기미나 주근깨, 여드름, 뾰루지 등이 잘 생기는 사람은 반드시 좌훈이 필요하다.

7) 재생 효과

좌훈을 할 때 사용하는 한약재에는 인체의 백혈구 수치를 증가시키는 성분이 있어 세포의 재생이 촉진된다. 또한 좌훈을 하면 혈액순환이 촉진되어 영양공급이 늘어나고 노폐물이 쉽게 배출된다. 따라서 좌훈을 하면 오래된 상처나 수술 자국이 옅어지는 효과가 나타난다.

좌훈에
쓰이는 약초

숲은 세균과 독성물질을 제거하는데, 실내 공간에 방출된 전자파는 물론 최근 문제가 되고 있는 라돈을 차단하는 효능도 있다. 또한 숲은 강력한 흡착력을 지니고 있어서 예로부터 내복하는 약으로도 사용하였는데, 설사나 소화불량, 이질, 장염 등에 활용되었다.

백지

- ■ **식물 이름** : 산형과에 속하는 두해살이 또는 세해살이풀인 구릿대
- ■ **사용 부위** : 뿌리
- ■ **약초 이름** : 백지(白芷)
- ■ **맛과 성질** : 맛은 맵고 성질은 따뜻하다.

자생지 및 생태

구릿대는 우리나라 각지의 산과 들에 자생하는 식물이다. 산골짜기

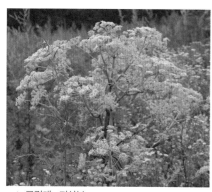

▲ 구릿대_ 지상부

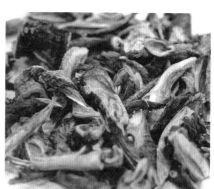

▲ 구릿대_ 뿌리(약재)

냇가에서 흔히 보이며 햇빛을 좋아하여 탁 트인 곳에서 잘 자란다. 구릿대의 원줄기는 위로 곧게 뻗는 특징이 있어 완전히 성장하면 옥수수의 원줄기처럼 보인다. 키가 1.5m 정도로 자라기 때문에 멀리서도 쉽게 알아볼 수 있고 산행을 하면서 종종 볼 수 있다. 꽃은 6~8월에 흰색으로 핀다. 추위에 강하고 생장력이 좋아서 우리나라 어느 곳에서나 재배할 수 있으나 서늘한 기후를 좋아하므로 중북부 지방에서의 재배가 유리하다. 토질이 좋은 곳에서 자라는 구릿대는 원뿌리가 수직으로 곧게 뻗는 특징이 있다. 따라서 재배할 때도 토심(土深)이 깊어야 한다.

채취 및 건조

뿌리를 사용하는 약초는 잎이 지고 난 이후에 채취해야 한다. 약의 기운(氣運)이 뿌리로 내려와야 하기 때문이다. 구릿대는 6~8월에 꽃이 피고, 9~10월에 열매가 맺히는데, 채취의 적기는 잎이 누렇게 되었을 때(11월경)이다. 캐낸 뿌리에서 흙과 불순물을 제거하고 햇볕에 말린다.

백지의 효능

백지는 염증과 농(膿)을 제거하는 효능이 좋은 약초이다. 따라서 치주질환, 비염, 여드름 등에 사용하며, 혈액순환을 촉진하는 효능이 좋아서 두통과 기미, 주근깨를 치료할 때도 활용된다.

좌훈요법

말린 백지 50g을 얇게 썰어서 좌훈기에 넣고 중불로 끓인다. 여기에서 나오는 김으로 좌훈을 하는데, 물이 끓으면 자신에게 맞는 온도로 조절하면서 30분 정도 좌훈을 한다. 1~2개월 동안 지속적으로 좌훈을 하면 피부가 좋아지고 사타구니의 습진과 생식기의 염증이 치료된다. ▶ 제5장 좌훈하는 방법과 치료 사례(p.169) 참조

고삼

- 식물 이름 : 콩과에 속하는 여러해살이풀인 고삼
- 사용 부위 : 뿌리
- 약초 이름 : 고삼(苦蔘)
- 맛과 성질 : 맛은 쓰고 성질은 차갑다.

자생지 및 생태

고삼은 우리나라 전역의 산과 들에서 자라기 때문에 비교적 쉽게 볼 수 있다. 특히 강가나 산비탈의 메마른 자갈땅 등 햇볕이 좋은 곳

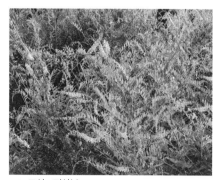

▲ 고삼_ 지상부

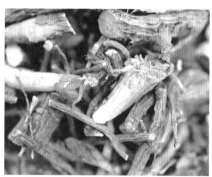

▲ 고삼_ 뿌리(약재)

에서 잘 자란다. 고삼의 줄기와 잎은 녹색이고 보통 키가 80~100cm 정도로 자라지만 큰 것은 150cm 이상 자라는 것도 있다. 꽃은 6~8월에 피는데, 같은 콩과 식물인 아까시나무와 황기의 꽃처럼 긴 꽃차례에서 여러 개의 꽃이 피는 특징이 있다. 콩처럼 열매의 꼬투리 안에 작은 염주처럼 생긴 여러 개의 씨앗이 들어 있고, 9~10월에 익는다. 황갈색의 뿌리는 땅속 깊이 뻗기 때문에 호미처럼 작은 농기구로는 캘 수 없다.

채취 및 건조

뿌리를 사용하는 약초는 약의 기운(氣運)이 뿌리에 충만해졌을 때 채취해야 하므로 보통은 가을에 채취하지만, 시기를 놓쳤다면 잎이 나기 전 이른 봄에 채취한다. 고삼은 봄과 가을에 채취하는데, 가을철 잎이 시든 이후에 채취한 것의 품질이 좋다. 뿌리를 캐내어 뿌리의 머리 부분과 잔뿌리를 제거하고 흙을 깨끗이 씻어낸 다음 햇볕에 말려 사용한다.

고삼의 효능

쓴맛이 강한 고삼은 염증을 치료하는 효능이 매우 뛰어나다. 예를 들어 고삼을 달여서 그 물로 여성의 생식기를 세척하면 질염이 치료된다. 옛 의서(醫書)에서도 고삼은 '충(蟲)을 죽이고 음부(陰部)가 붓는 것과 가려운 것에 효과적이다.'라고 하였다. 이 외에도 각종 피부염은 물론 치질과 항문 가려움증을 치료할 때 고삼을 활용하면 좋다.

좌훈요법

말린 고삼 50g을 잘게 썰어서 좌훈기에 넣고 중불로 끓인다. 여기에서 나오는 김으로 좌훈을 하는데, 물이 끓으면 자신에게 맞는 온도로 조절하면서 30분 정도 좌훈을 한다. 1~2개월 동안 지속적으로 좌훈을 하면 여성의 질염과 남성의 사타구니 습진이 치료되며, 치질과 항문 가려움증을 개선하는 데에도 도움이 된다.

▶ 제5장 좌훈하는 방법과 치료 사례(p.169) 참조

익모초

- ■ 식물 이름 : 꿀풀과에 속하는 두해살이풀인 익모초
- ■ 사용 부위 : 잎과 줄기
- ■ 약초 이름 : 익모초(益母草)
- ■ 맛과 성질 : 맛은 쓰면서 맵고 성질은 약간 차갑다.

자생지 및 생태

익모초의 원산지는 한국이며, 우리나라와 일본, 중국, 타이완 등지에서 자생한다. 전국 각지에 분포하며, 키는 1m 또는 그 이상 자라기도 한다. 줄기는 둔한 사각형이며 흰 털이 나 있어서 전체가 백록색으로 보인다. 잎은 마주나며, 뿌리에 달린 잎은 달걀 모양의 원형이고, 줄기에 달린 잎은 3개로 갈라진다. 갈래조각은 다시 2~3개로 갈라지며 톱니가 있다. 꽃은 7~8월에 홍자색으로 피고 길이는 0.6~0.7cm이며, 윗부분의 잎겨드랑이에 몇 개씩 층층으로 달린다. 열매는 9~10월에 달걀 모양으로 익으며, 종자는 3개의 능선이 있고, 길이는

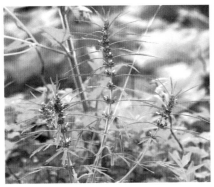

▲ 익모초_ 지상부

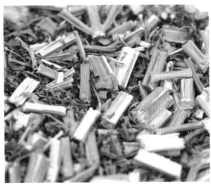

▲ 익모초_ 잎과 줄기(약재)

0.2~0.25cm이다.

채취 및 건조

익모초는 잎과 줄기를 사용하는 약초이기 때문에 반드시 꽃이 피기 전에 채취해야 한다. 꽃이 피면 약초의 기운(氣運)이 대부분 꽃으로 쏠리기 때문에 잎이나 줄기의 약효는 떨어진다. 익모초 채취의 적기는 단오(음력 5월 5일) 전후이다.

익모초의 효능

익모초는 산후질환에 사용하는 중요한 약초이다. '엄마[母]에게 좋은[益] 약초'라는 뜻을 지니게 된 것도 자궁과 연관된 질환에 주로 사용되기 때문이다. 특히 익모초는 자궁과 질의 염증을 치료하는 효능이 있어 대하증(帶下症)에 활용하면 좋다. 또한 익모초는 자궁의 혈액순환을 촉진하는 효능이 있어 생리통을 치료할 때도 사용된다.

좌훈요법

말린 익모초 50g을 10cm 길이로 잘라서 좌훈기에 넣고 중불로 끓인다. 여기에서 나오는 김으로 좌훈을 하는데, 물이 끓으면 자신에게 맞는 온도로 조절하면서 30분 정도 좌훈을 한다. 1~2개월 동안 지속적으로 좌훈을 하면 여성의 대하증(帶下症)과 생리통이 치료된다.

▶ 제5장 좌훈하는 방법과 치료 사례(p.169) 참조

당귀

- ■식물 이름 : 산형과에 속하는 여러해살이풀인 참당귀와 일당귀
- ■사용 부위 : 뿌리줄기
- ■약초 이름 : 당귀(當歸)
- ■맛과 성질 : 맛은 달고 약간 쓰면서 맵다. 성질은 따뜻하다.

자생지 및 생태

약으로 사용하는 당귀는 우리나라에 자생하는 참당귀, 중국 원산의 중국당귀, 일본 원산의 일당귀이다. 이 중에서 현재 우리나라 농가에

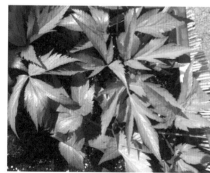
▲ 일당귀_ 지상부

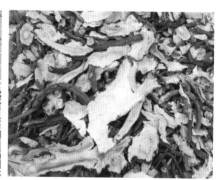
▲ 일당귀_ 뿌리(약재)

서 재배하는 당귀는 참당귀와 일당귀이다. 야생하는 참당귀는 산지의 계곡이나 습한 땅에서 자라기 때문에 등산로에서는 볼 수 없다. 전체에 자줏빛이 돌고 8~9월에 피는 꽃도 자줏빛이며, 뿌리에서는 강한 향기가 난다. 일당귀는 야생하는 것은 없으며 농가에서 재배하고 있다. 일당귀는 8~9월에 흰색 꽃이 피므로 참당귀와 구분된다. 일당귀는 따뜻한 중부와 남부 지방에서 재배하는 것이 유리하고, 참당귀는 중부 이북의 서늘한 고산 지대가 유리하다. 참고로 중국당귀는 야생하는 것도 없고 재배하는 농가도 없다.

채취 및 건조

당귀처럼 뿌리를 사용하는 약초는 약의 기운(氣運)이 뿌리에 집중되었을 때 채취해야 한다. 적기는 늦가을 잎이 진 이후, 또는 이른 봄 잎이 나오기 전이다. 잎이 무성해지면 약의 기운이 잎으로 몰리기 때문에 뿌리에서 약효를 기대할 수 없다. 늦가을에 뿌리를 캐서 줄기와 잎, 흙을 제거하고 바람이 통하는 그늘진 곳에서 며칠 동안 말린 다음 크기에 따라 나누어 작은 단으로 묶고 약한 불에 쬐어 다시 말린다. 당귀는 유질이 많아서 변질되기 쉽고 벌레가 생기므로 반드시 건조한 곳에 저장해야 한다.

당귀의 효능

당귀는 생리불순이 있을 때 가장 먼저 사용하는 약초이다. 《동의보감》에도 '생리가 고르지 못한 경우에 당귀를 주로 사용한다.'는 언급이 있다. 또한 당귀에는 비타민 B12와 엽산이 풍부하게 들어 있어 적혈구의 상태를 개선하고 철분 결핍에 의한 빈혈에 좋은 효과를 나타낸다.

좌훈요법

말린 당귀 50g을 얇게 썰어서 좌훈기에 넣고 중불로 끓인다. 여기에서 나오는 김으로 좌훈을 하는데, 물이 끓으면 자신에게 맞는 온도로 조절하면서 30분 정도 좌훈을 한다. 1~2개월 동안 지속적으로 좌훈을 하면 생리불순을 개선하는 데 도움이 된다. 물에 달인 당귀를 음료수로 마시면서 좌훈을 하면 효과가 더욱 좋다.

▶ 제5장 좌훈하는 방법과 치료 사례(p.169) 참조

천궁

- ■식물 이름 : 산형과에 속하는 여러해살이풀인 천궁
- ■사용 부위 : 뿌리줄기
- ■약초 이름 : 천궁(川芎)
- ■맛과 성질 : 맛은 맵고 성질은 따뜻하다.

자생지 및 생태

천궁의 원산지는 중국이며, 우리나라 각지에서 재배한다. 여름철 최고 기온이 30℃가 넘는 날이 1주일 이상 계속되면 성장을 멈추는 하고현상이 생기는 북방형 식물이라서 중부 이북 또는 섬 지방에서 재배하는 것이 유리하다. 키는 30~60cm이고 곧게 서며 줄기가 갈라

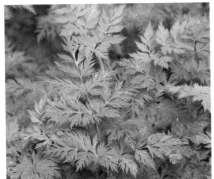
▲ 천궁_ 잎

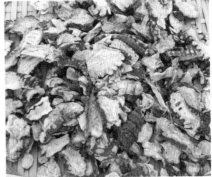
▲ 천궁_ 뿌리(채취품)

진다. 잎은 어긋나고 2회 깃꼴겹잎으로, 작은잎은 달걀 모양 또는 피침 모양이며 가장자리에 톱니가 있다. 꽃은 8~9월에 줄기 끝이나 가지 끝에서 겹산형꽃차례가 올라와 그 끝에 흰색으로 핀다. 열매는 달걀 모양이며 성숙하지는 않는다. 뿌리는 비대하며 지름이 2~7cm이고, 표면은 황갈색이며 거친 주름이 평행으로 돌기되어 있다.

채취 및 건조

천궁처럼 뿌리를 사용하는 약초는 약의 기운(氣運)이 뿌리에 집중되었을 때 채취해야 한다. 적기는 가을이다. 잎이 무성한 상태에서는 약의 기운이 잎과 줄기에 쏠려 있기 때문에 뿌리에서 약효를 기대할 수 없다. 천궁은 9~11월 사이에 채취한다. 뿌리를 캐서 줄기와 잎, 잔뿌리를 제거하고 깨끗이 씻은 후 물에 담가 불린다. 이것을 꺼내어 바람이 잘 통하는 곳에서 말린 후 얇게 썰어서 다시 건조시켜 사용한다.

천궁의 효능

한약을 달일 때 나는 특유한 향기는 당귀와 천궁에서 비롯된다. 당귀와 천궁이 여러 처방에 기본으로 들어가기 때문에 어떤 처방을 달이더라도 비슷한 향기가 나는 것이다. 당귀가 혈액을 만드는 역할을 한다면 천궁은 혈액을 순환시키는 효능이 좋다. 따라서 당귀와 천궁을 함께 사용하는 경우가 많고, 특히 여성의 자궁질환(생리불순, 생리통 등)을 치료할 때 당귀와 천궁을 빼면 안 된다. 또한 천궁은 두통을 치료하는 효능이 뛰어나다.

좌훈요법

말린 천궁 50g을 얇게 썰어서 좌훈기에 넣고 중불로 끓인다. 여기에서 나오는 김으로 좌훈을 하는데, 물이 끓으면 자신에게 맞는 온도로 조절하면서 30분 정도 좌훈을 한다. 1~2개월 동안 지속적으로 좌훈을 하면 생리불순과 생리통을 치료하는 데 도움이 된다. 좌훈을 하면서 연하게 달인 천궁을 차처럼 마시면 더욱 좋다.

▶ 제5장 좌훈하는 방법과 치료 사례(p.169) 참조

애엽

- 식물 이름 : 국화과에 속하는 여러해살이풀인 황해쑥 및 야생쑥
- 사용 부위 : 잎
- 약초 이름 : 애엽(艾葉)
- 맛과 성질 : 맛은 쓰면서 맵고 성질은 따뜻하다.

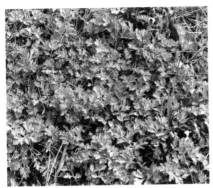

▲ 쑥_ 지상부
▲ 쑥_ 잎(약재)

자생지 및 생태

쑥의 원산지는 한국이며, 우리나라와 일본, 중국 동북부에서 자생한다. 전국 각지에 분포하는데, 특히 양지바른 풀밭에서 잘 자란다. 키는 60~120cm이고, 뿌리줄기가 옆으로 뻗으며 싹이 나와 무리지어 자라며, 줄기는 전체에 거미줄 같은 털이 덮여 있다. 줄기잎은 어긋나고 길이 6~12cm, 너비 4~8cm에 타원형이다. 잎은 깃처럼 갈라지며, 갈래조각은 2~4쌍이나 위로 올라가면서 잎이 작아지고 갈래조각도 줄어들며 단순한 잎이 된다. 꽃이삭에 달린 잎은 줄 모양이다. 꽃은 7~9월에 담홍색으로 핀다. 꽃의 길이는 2.5~3.5cm이고, 한쪽으로 치우쳐 달리며 전체가 원추꽃차례를 이룬다. 열매는 수과로 길이는 0.15cm, 지름은 0.5cm 정도이다.

채취 및 건조

종류에 따라 다르지만 잎을 사용하는 약초는 새싹이 나오는 시기와 잎이 무성해지는 시기 사이에 채취하는 것이 좋다. 새싹은 약초의 기운(氣運)이 잎으로 완전히 쏠리지 않은 상태이고, 반대로 잎이 너무 무성해지면 곧 꽃이 필 것이므로 약초의 기운이 꽃으로 상당히 전이된 상태가 되기 때문이다. 애엽은 봄과 여름에 채취하는데 잎이 크면서도 꽃이 피기 전에 채취해야 한다. 단오(음력 5월 5일) 즈음에 채취한 것의 효능이 가장 좋다.

애엽의 효능

애엽은 하복부를 따뜻하게 해주는 약초이다. 해부학적으로 자궁이 위치한 부위는 혈액순환이 가장 느린 곳이다. 따라서 외부의 기온이 낮아지거나 몸이 약해져서 혈액순환이 불량해지면 인체의 다른 부위보다 가장 크게 영향을 받는 곳은 바로 자궁이다. 그 결과 허혈성(虛血性) 통증이 일어나게 되는데, 이때 애엽을 복용하면 하복부가 따뜻해져 혈액순환이 원활해지고 통증도 멎는다. 즉, 애엽이 아랫배를 따뜻하게 해주는 효능을 발휘하는 것인데, 이러한 효능 때문에 애엽은 아랫배가 찬 사람의 불임증과 생리불순에 이용된다.

좌훈요법

말린 애엽 50g을 10cm 길이로 잘라서 좌훈기에 넣고 중불로 끓인다. 여기에서 나오는 김으로 좌훈을 하는데, 물이 끓으면 자신에게 맞는 온도로 조절하면서 30분 정도 좌훈을 한다. 또한 애엽을 태우고 거기에서 나오는 연기와 열기로 좌훈을 하는 방법도 있다. 1~2개월 동안 지속적으로 좌훈을 하면 아랫배가 차가운 증상을 개선하고, 생리불순과 불임증을 치료하는 데 도움이 된다.

▶ 제5장 좌훈하는 방법과 치료 사례(p.169) 참조

측백엽

- 식물 이름 : 측백나무과에 속하는 상록교목인 측백나무
- 사용 부위 : 잎
- 약초 이름 : 측백엽(側柏葉)
- 맛과 성질 : 맛은 쓰면서 떫고 성질은 차갑다.

자생지 및 생태

측백나무의 원산지는 한국으로, 충북 단양이나 경북의 석회암 지대에서 회양목과 같이 자생한다. 내한성, 내건성, 내공해성이 강하여 관상수나 울타리용 나무로 많이 심고 있다. 측백나무는 키 25m, 지름 1m까지 큰다. 나무껍질은 적갈색 또는 회갈색으로, 세로 방향으로 가늘고 길게 갈라지며 벗겨진다. 잎은 가지를 가운데 두고 서로 어긋

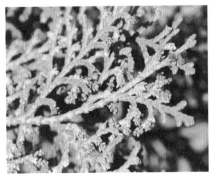

▲ 측백나무_ 수꽃과 잎

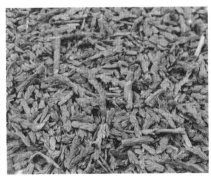

▲ 측백나무_ 잎(약재)

나게 비늘 모양으로 달리며 뾰족하다. 꽃은 4월에 암수한그루로 피는데, 수꽃은 묵은 가지의 끝에 1개씩 달리며, 암꽃은 8개의 실편과 6개의 밑씨가 있다. 열매는 9~10월에 1.5~2cm 크기로 둥글게 익는다.

채취 및 건조

잎을 사용하는 약초는 꽃이 만개하기 전, 또는 열매가 성숙하기 전에 채취하는 것이 일반적이다. 측백나무는 4월에 암꽃과 수꽃이 한 나무에서 피는데 묵은 가지 끝에 한 개씩 달린다. 그리고 9~10월에는 둥근 모양의 열매가 열린다. 한의대 교과서에는 봄과 가을에 측백엽을 채취하는 것으로 되어 있는데, 그러면 꽃이 피고 열매가 맺히는 시기와 일치한다. 하지만 측백나무는 상록수이고 어린잎을 골라서 채취하기 때문에 시기가 겹치더라도 상관없다. 채취한 것은 바람이 잘 통하는 곳에서 말린 후에 사용한다.

측백엽의 효능

측백엽은 다양한 형태의 급성 출혈증에 사용하는 약초이다. 급성 출혈은 출혈된 혈액이 선홍색이고 출혈량이 많다는 특징이 있다. 이때 측백엽을 태워서 복용하면 좋은데, 태우면 출혈을 멎게 하는 효능이 강해지기 때문이다.

좌훈요법

말린 측백엽을 좌훈기에 넣고 중불로 끓인다. 여기에서 나오는 김으로 좌훈을 하는데, 물이 끓으면 자신에게 맞는 온도로 조절하면서 30분 정도 좌훈을 한다. 1~2개월 동안 지속적으로 좌훈을 하면 부정기적인 자궁출혈을 치료하는 데 도움이 된다. 약하게 볶은 측백엽을 달여 복용하면서 좌훈을 하면 효과가 더욱 좋다.

▶ 제5장 좌훈하는 방법과 치료 사례(p.169) 참조

곽향

- 식물 이름 : 꿀풀과에 속하는 여러해살이풀인 광곽향 또는 배초향
- 사용 부위 : 지상부
- 약초 이름 : 곽향(藿香)
- 맛과 성질 : 맛은 맵고 성질은 약간 따뜻하다.

자생지 및 생태

배초향은 꿀풀과의 여러해살이풀로 키는 20~30cm이다. 기는줄기가 옆으로 뻗으며 곧게 자라고, 때로 가지가 갈라진다. 줄기 전체에

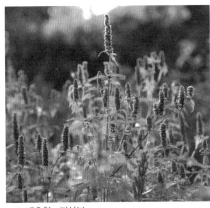

▲ 배초향_ 지상부

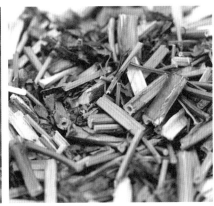

▲ 배초향_ 지상부(약재)

0.1~0.2cm 길이의 퍼진 털이 난다. 잎은 달걀 모양으로 끝이 약간 둔하고 길이 2.5~4cm, 지름 1.5~2.5cm로 가장자리에 톱니가 있다. 꽃은 7~8월에 자주색으로 피어 총상꽃차례를 이룬다. 꽃차례는 길이가 4~8cm이며, 한쪽으로 치우쳐 꽃이 성기게 달린다. 열매는 둥글고 크기는 0.15cm 정도이다.

채취 및 건조

배초향은 7~9월 사이에 자줏빛 꽃을 피운다. 약초마다 다르지만 지상부를 사용하는 약초는 꽃이 만개하기 이전에 채취하는 것이 좋다. 꽃이 만개하여 지기 시작하면 약의 기운이 씨앗으로 향하기 때문이다. 곽향은 6~7월 사이 무성하게 성장하였을 때 채취하여, 잔뿌리와 흙을 제거하고 햇볕에 말려서 사용한다.

곽향의 효능

곽향은 소화기능을 강화하는 효능이 있어 소화불량과 식욕부진에 사용한다. 따라서 평소 몸이 약하고 소화력이 떨어져 입맛이 없는 경우에 다른 보약과 함께 사용하면 효과적이다. 특히 습도가 높은 여름철에 소화불량과 구토, 식욕부진, 간헐적인 설사가 나타날 때 곽향을 사용하면 좋다.

좌훈요법

말린 곽향 50g을 10cm 길이로 잘라서 좌훈기에 넣고 중불로 끓인다. 여기에서 나오는 김으로 좌훈을 하는데, 물이 끓으면 자신에게 맞는 온도로 조절하면서 30분 정도 좌훈을 한다. 1~2개월 동안 지속적으로 좌훈을 하면 몸이 따뜻해진다. 좌훈을 하면서 연하게 달인 곽향을 차처럼 마시면 소화불량과 식욕부진이 개선된다.

▶ 제5장 좌훈하는 방법과 치료 사례(p.169) 참조

창출

- 식물 이름 : 국화과에 속하는 여러해살이풀인 삽주
- 사용 부위 : 뿌리줄기
- 약초 이름 : 창출(蒼朮)
- 맛과 성질 : 맛은 매우면서 쓰고, 성질은 따뜻하다.

자생지 및 생태

삽주는 우리나라, 일본, 중국, 만주 등지에 분포한다. 전국 각지의 산과 들에서 자생하는데, 물 빠짐이 좋은 양지나 풀숲에서 잘 자란다.

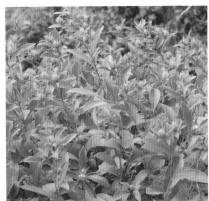

▲ 삽주_ 지상부

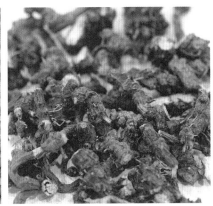

▲ 삽주_ 뿌리(채취품)

줄기는 딱딱하며 상부에서 가지가 갈라진다. 잎은 길이가 8~11cm 이고 3~5개로 갈라지며, 가장자리에 짧은 바늘 같은 작은 가시가 있다. 잎의 표면은 광택이 나고 뒷면은 흰빛이 돈다. 잎자루는 길이가 3~8cm이다. 꽃은 7~10월에 흰색 또는 홍색으로 원줄기 끝에 뭉쳐서 피고 지름은 1.5~2.0cm이다. 열매는 9~10월에 갈색으로 익으며 위로 향한 은백색 털이 뭉쳐 있고 갓털의 길이는 0.8~0.9cm이다. 겨울이 지나면 종자는 모두 날아가나 꽃대는 봄까지 그대로 남아 있다. 뿌리는 덩이뿌리에 잔뿌리가 많이 달려 있다.

채취 및 건조

뿌리를 사용하는 약초는 가을이 되어 잎이 시들고 난 다음에 채취하는 것이 좋다. 만약 시기를 놓쳤다면 봄이 되어 잎이 무성해지기 전에 채취해야 한다. 창출은 봄과 가을에 채취하는데, 가을에 채취하는 것이 더 좋다. 뿌리를 캐낸 다음 남은 줄기와 잔뿌리, 흙을 제거하고 햇볕에 말려 사용한다.

창출의 효능

창출은 몸에 있는 습기(濕氣)를 제거하는 약초이다. 《동의보감》에 '창출을 오래 복용하면 수염이 검어지고, 얼굴이 늙지 않고 근골이 튼튼해지며, 귀와 눈이 밝아지고 살과 피부가 윤택해진다.'고 했는데, 이는 창출이 습기를 제거하여 몸을 가볍게 만들어주고 원활한 신진대사를 유도하기 때문이다. 창출은 소화불량을 치료하는 효능이 아주 뛰어나다.

좌훈요법

말린 창출 50g을 얇게 썰어서 좌훈기에 넣고 중불로 끓인다. 여기에서 나오는 김으로 좌훈을 하는데, 물이 끓으면 자신에게 맞는 온도로 조절하면서 30분 정도 좌훈을 한다. 1~2개월 동안 지속적으로 좌훈을 하면 몸이 가벼워지고 소화력이 좋아진다. 좌훈을 하면서 연하게 달인 창출을 차처럼 마시면 더욱 좋다.

▶ 제5장 좌훈하는 방법과 치료 사례(p.169) 참조

진피

- ■ 식물 이름 : 운향과에 속하는 상록소교목인 귤 또는 동속근연식물
- ■ 사용 부위 : 잘 익은 열매껍질
- ■ 약초 이름 : 진피(陳皮)
- ■ 맛과 성질 : 맛은 맵고 쓰며, 성질은 따뜻하다.

자생지 및 생태

귤은 한국, 일본, 인도, 북아메리카의 남쪽, 흑해 등지에 분포하며, 제주도 및 남부 지방에서 재배한다. 키는 3~5m이고 가지가 퍼지며 가시가 없다. 잎은 어긋나고, 길이 5~7cm, 너비 5cm에 피침 모양으로, 가장자리가 밋밋하거나 물결 모양의 잔톱니가 있다. 꽃은 6월에 흰색으로 하나씩 달린다. 열매는 지름 3~4cm의 편구형으로 10월에 등황색 또는 황적색으로 익는다. 열매껍질은 열매살과 잘 떨어져 열

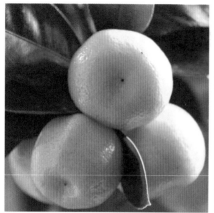
▲ 귤_ 열매

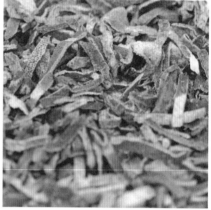
▲ 귤_ 열매껍질(약재)

매껍질을 벗기고 열매를 식용한다.

채취 및 건조

귤은 초여름(5월 중하순)에 꽃이 피어서 6~7월에 열매가 열리고 늦
가을부터 노랗게 익는다. 익지 않은 귤의 껍질을 청피(靑皮)라고 하며
여름에 채취한다. 진피는 완전히 익은 귤의 껍질이므로 늦가을부터
겨울 사이에 채취한다. 성숙한 열매를 따서 껍질을 벗겨 그늘에 말리
거나 햇볕에 말려서 사용한다.

진피의 효능

진피는 신경성 소화불량을 치료하고, 몸속에 쌓인 노폐물을 배출시
키는 효능이 있다. 특히 진피에는 헤스페리딘이라는 성분이 들어 있
어 혈관을 튼튼하게 해준다. 따라서 진피를 좌훈제로 사용하면 혈관

이 튼튼해져서 출혈이 예방될 뿐 아니라 혈액순환이 촉진되므로 자궁이나 질의 질병이 치료된다.

좌훈요법

말린 진피 50g을 얇게 썰어서 좌훈기에 넣고 중불로 끓인다. 여기에서 나오는 김으로 좌훈을 하는데, 물이 끓으면 자신에게 맞는 온도로 조절하면서 30분 정도 좌훈을 한다. 1~2개월 동안 지속적으로 좌훈을 하면 혈관이 튼튼해지고 피부가 좋아진다. 좌훈을 하면서 연하게 달인 진피를 차처럼 마시면 더욱 좋다.

▶ 제5장 좌훈하는 방법과 치료 사례(p.169) 참조

만형자

- ■ **식물 이름** : 마편초과에 속하는 상록관목인 순비기나무
- ■ **사용 부위** : 잘 익은 열매
- ■ **약초 이름** : 만형자(蔓荊子)
- ■ **맛과 성질** : 맛은 맵고 쓰며, 성질은 약간 차갑다.

자생지 및 생태

순비기나무는 우리나라 중부 이남의 바닷가에 분포한다. 바닷가의 모래땅이나 잔돌이 많고 햇볕이 잘 드는 곳에서 자란다. 잎은 마주나며 길이 2~5cm, 너비 1.5~3cm에 달걀 모양으로 두껍고, 표면에는 잔털이 많이 있으며 회색빛이 돌고 뒷면은 은백색이다. 줄기는 비스듬히 지면을 향해 자라고 전체에 회백색의 잔털이 있다. 꽃은 벽자색

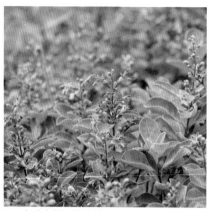
▲ 순비기나무_ 꽃과 잎

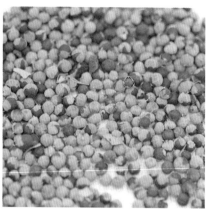
▲ 순비기나무_ 열매(약재)

으로 피고 길이 4~7cm의 꽃줄기에 많은 꽃들이 달린다. 꽃받침잎은 술잔 모양이고 암술머리는 연한 자주색이며 2개로 갈라진다. 열매는 9~10월에 흑자색으로 달리고 지름은 약 0.6cm이다. 관상용으로 기르며, 열매는 약용한다.

채취 및 건조

열매를 사용하는 약초는 가을이 되어 열매가 완전히 성숙했을 때 채취한다. 너무 일찍 채취하면 약의 기운이 열매로 온전히 전달되지 않기 때문이다. 가을에 순비기나무의 열매가 익었을 때 채취한 다음 햇볕에 말리고 불순물을 제거한 후에 사용한다.

만형자의 효능

만형자는 향기가 매우 좋아서 신경성 두통을 치료할 때 활용하면 좋다. 달여서 마시는 약이지만 베개 속에 만형자를 넣고 자면 머리가 맑아진다. 만형자는 눈에 생긴 염증을 치료하는 효능이 있는데, 특히 눈물이 많이 나는 경우에 사용하면 좋다.

좌훈요법

말린 만형자 50g을 좌훈기에 넣고 중불로 끓인다. 여기에서 나오는 김으로 좌훈을 하는데, 물이 끓으면 자신에게 맞는 온도로 조절하면서 30분 정도 좌훈을 한다. 1~2개월 동안 지속적으로 좌훈을 하면 머리가 맑아져서 두통이 없어진다. 좌훈을 하면서 연하게 달인 만형자를 차처럼 마시면 더욱 좋다. ▶ 제5장 좌훈하는 방법과 치료 사례(p.169) 참조

숯

숯은 공기의 공급을 차단한 상태(또는 공기를 아주 적게 공급한 상태)에서 목재를 태웠을 때 생기는 고체 생성물이다. 《본초강목》에서는 '나무는 오래되면 썩지만 숯은 흙에 묻어 두어도 썩지 않는다. 집 안에 숯을 묻어 두면 해충이 침범하지 못한다.'고 했다. 또한 '금속이나 광물성 약은 숯불에 삶고 쬐어서 독성을 제거해야 한

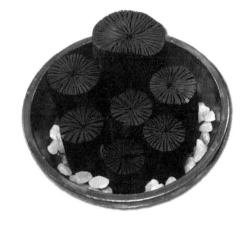

다. 독성물질을 잘못 삼켰을 때도 급히 달군 숯가루를 먹여서 배설해야 한다.'고 했다.

숯의 효능

숯은 세균과 독성물질을 제거하는데, 실내 공간에 방출된 전자파는 물론 최근 문제가 되고 있는 라돈을 차단하는 효능도 있다. 또한 숯은 강력한 흡착력을 지니고 있어서 예로부터 내복(內服)하는 약으로도 사용하였는데, 설사나 소화불량, 이질, 장염 등에 활용되었다.

마지막으로 숯을 태울 때 나오는 원적외선은 질병을 치료하는 데에 긍정적인 영향을 준다. 좌훈제로 숯을 사용하는 것도 이러한 효능을 얻기 위함이다.

좌훈요법

숯을 태울 때 나오는 열로 좌훈을 하는데, 자신에게 맞는 온도로 조절하면서 30분 정도 좌훈을 한다. 1~2개월 동안 지속적으로 좌훈을 하면 혈액순환이 촉진되고 손발이 따뜻해진다. 또한 자궁의 기능이 좋아지기 때문에 생리통이나 생리불순, 불임증을 개선하는 효과가 있다. ▶ 제5장 좌훈하는 방법과 치료 사례(p.169) 참조

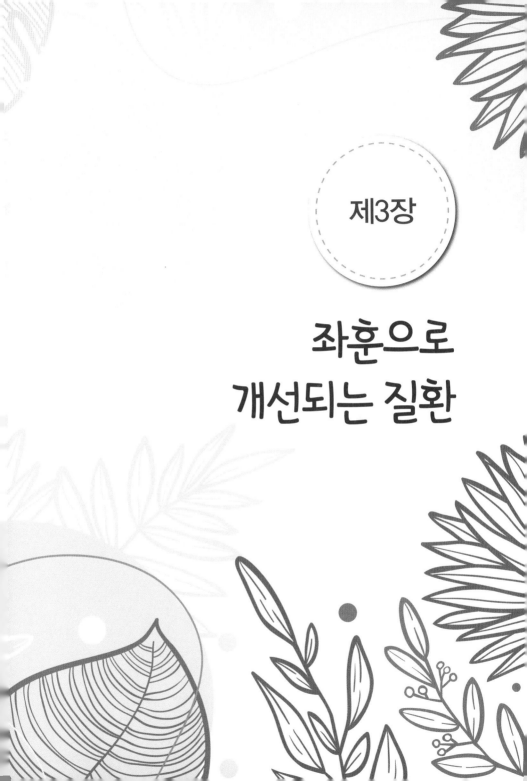

제3장

좌훈으로
개선되는 질환

냉증(冷症)

냉증은 체온을 조절하는 기능의 이상이다. 외부 기온이 높거나 체온이 올라가면 몸의 표면으로 흐르는 혈액의 양이 증가하여 열을 밖으로 발산시키고, 반대로 기온이 내려가거나 몸이 차가워지면 몸속으로 혈액이 모여 밖으로 열이 도망치지 못하게 한다.

"손발이 너무 차가워요."

"발끝이 시려 잠을 이룰 수 없어요."

"무릎과 허리가 시린 지 오래되었지요."

"추위에 못 견디겠어요."

"잠을 자다가도 추워서 잠을 깨게 돼요."

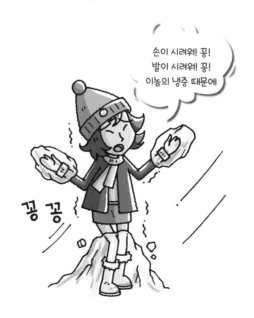

이상은 모두 냉증(冷症)의 전형적인 증상들이다. 냉증을 일으키는 원인은 대부분 마음과 습관의 문제가 크다. 똑같은 정도의 추위를 다른 사람보다 과민하게 느끼므로 행동이 소극적으로 되어 운동부족이나 식욕부진 등의 건강에 좋지 않은 습관을 만들어낸다. 그 결과 영양부족, 빈혈, 저혈압, 자율신경실조증 등이 되어 냉증을 야기하게 된다.

여성은 생리, 임신, 출산 등으로 혈액을 잃어 빈혈이 되기 쉽고 이것이 냉증의 원인이 되기도 한다. 또한 편식, 영양부족, 운동부족, 스트레스, 신경과민, 히스테리 등에 의해서도 추위에 대한 저항력이 떨어지는 경우가 있고, 빈혈이나 허약 등 약한 체질을 타고났기 때문에 냉증이 생길 수도 있다.

냉증은 다른 증상과 함께 나타나는 경우가 많으며 원인에 따라 형태는 여러 가지로 변한다. 냉증과 함께 나타날 수 있는 증상은 피로감, 야뇨증, 가려움증, 구강건조증, 관절통, 어깨통증, 허리통증, 두통, 이명, 불면증, 어지럼증, 가슴 두근거림, 손발저림 등이 있다. 이런 증상은 단독으로 나타나기도 하지만 여러 증상이 함께 나타나는 경우가 많다.

냉증이 아주 심한 상태가 되면 허리와 다리 등에 길이 생겨서 그 속으로 찬바람이 들어오는 것 같은 착각을 일으키는 사람도 있고, 몸의 하반신이나 좌우의 어느 한쪽이 몹시 시리고 다른 쪽은 열감을 느끼는 사람도 있다.

다리와 허리뿐 아니라 손끝이나 발끝까지 차가워지는 사람도 있다. 이것을 수족냉증이라고 하는데, 전신의 체온 유지를 위한 열에너지가 혈류(血流)를 타고 손끝과 발끝까지 제대로 도달하지 못하기 때문에 생기는 증상이다. 어찌되었든 냉증은 말초혈관이 수축되어 혈류가 약해지기 때문에 일어나는 것이니, 이 현상이 왜 일어나는가에 따라 알맞은 치료법으로 대응해야 된다.

1) 냉증의 원인

냉증은 체온을 조절하는 기능의 이상이다. 외부 기온이 높거나 체온이 올라가면 몸의 표면으로 흐르는 혈액의 양이 증가하여 열을 밖으로 발산시키고, 반대로 기온이 내려가거나 몸이 차가워지면 몸속으로 혈액이 모여 열이 밖으로 도망치지 못하게 한다. 이러한 체온의 조절은 우리 몸의 자율신경이 담당하고 있는데, 어떤 원인으로 자율신경에 문제가 생기면 체온조절이 되지 않아서 냉증이 생긴다.

2) 냉증으로 인한 증상과 질환

① 손발이 차다.

② 발끝이 시려서 잠을 이룰 수 없다.

③ 무릎이나 허리가 시리다.

④ 배가 차다.

⑤ 몸으로 찬바람이 들어온다.

⑥ 한쪽 팔다리는 얼음장 같은데 한쪽에서는 땀이 난다.

⑦ 하복부는 차가운데 얼굴은 화끈거린다.

⑧ 하복부가 시리고 바람이 들어오는 것 같다.

⑨ 전신의 뼈마디가 시리고 쑤시면서 바람이 나온다.

3) 냉증이 쉽게 생기는 사람

① 산후조리를 적절하게 하지 못한 경우

② 유산을 많이 한 경우

③ 유산 이후에 조리를 못한 경우

④ 갱년기에 접어든 여성

⑤ 냉방시설이 잘되어 있는 곳에서 근무하는 사람

⑥ 만성질환을 앓고 있는 사람

⑦ 스트레스를 많이 받는 사람

⑧ 체질적으로는 소음인

4) 냉증의 좌훈요법

냉증을 치료하기 위해서는 몸을 따뜻하게 하는 여러 가지 방법을 사용할 수 있다. 그중에서 가장 효과가 좋은 방법이 좌훈이다. 특히 여성의 하복부에 질병이 생겼을 때는 반드시 좌훈을 해야 한다.

냉증을 겪어본 사람들은 냉증이 쉽게 좋아지지 않는다는 것을 알고 있다. 더구나 어릴 적부터 몸이 냉했던 사람들은 어떤 방법을 사용해도 큰 효과를 보지 못하는 경우가 많다. 그러나 좌훈을 하면 빠른 시간 내에 몸이 따뜻해지는 것을 느낄 것이며, 주기적으로 좌훈을 하면 몸이 가벼워지고 냉증으로 인한 여러 가지 증상이 사라지는 것을 느낄 수 있다.

냉증이 있는 사람이 좌훈을 할 때 처음 일주일은 날마다 하는 것이 좋다. 이렇게 하면 하루이틀만 하더라도 몸이 따뜻해지는 것을 느낄 수 있다. 그리고 일주일 이후에는 이틀에 한 번 정도로 줄여서 한다.

개인의 몸 상태에 따라, 증상의 정도에 따라 차이가 있지만 좌훈을 1~2개월 지속적으로 하면 냉증에서 해방될 수 있다. 또한 냉증을 치료하는 처방을 함께 복용하면 더 큰 효과를 얻을 수 있다.

5) 냉증을 예방하는 생활

① 과로와 스트레스를 피한다.

② 항상 일정한 시간에 식사를 해야 하며, 과식을 금하고 가급적 따뜻한 음식을 먹는 것이 좋다.

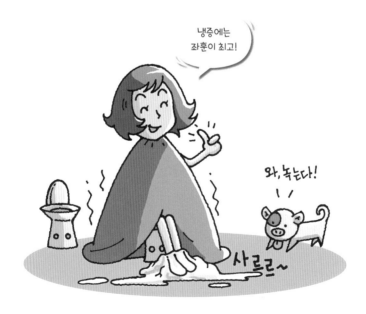

> **냉증의 명약(名藥) 좌훈!**
> **냉증이 있을 때 가장 먼저 좌훈을 하라!**

③ 단백질 섭취를 충분히 하고 비타민과 무기질이 많은 식품을 섭취한다.

④ 철분과 비타민 F가 많이 들어 있는 콩, 마늘, 찹쌀 등을 먹는다.

⑤ 냉증에 효과가 있는 좌훈요법을 비롯하여 족탕, 반신욕, 운동 등을 꾸준히 한다.

6) 냉증에 좋은 음식

냉증을 예방하고 치료하기 위해서는 따뜻한 기운을 돌게 하는 음식을 꾸준히 먹는 것이 중요하다. 찹쌀, 콩, 검은깨, 마늘, 생강 같은 음식을 늘 먹는 것이 좋다. 반면에 냉면, 생맥주, 보리밥, 돼지고기, 밀가루 등은 몸을 차갑게 하는 대표적인 식품이므로 피한다.

 찹쌀 : 열이 많은 음식으로 식욕부진과 소화불량을 개선하는 효과가 있다. 멥쌀과 섞어서 밥을 하면 좋다.

 콩 : 값싸고 질 좋은 단백질의 공급원이다. 식이섬유가 많아서 변비 예방에도 효과적이다. 밥을 할 때 섞어서 먹고, 콩자반 등 밑반찬을 만들어서 꾸준히 섭취하면 좋다.

마늘 : 신경계통을 자극해서 혈액순환을 촉진하므로 마늘을 먹으면 몸이 따뜻해진다. 마늘을 가열해서 먹으면 약효가 줄어들므로 꿀을 이용한 마늘꿀절임을 하루에 1~2쪽씩 계속 먹으면 냉증을 치료하는 데 효과적이다.

 생강 : 성질이 따뜻하며 살균작용이 있다. 또한 노폐물을 없애주고 신진대사를 촉진해 혈액순환을 원활하게 한다. 각종 요리에 이용해도 되고, 생강차를 끓여 마시는 것도 좋은 방법이다.

생리통(生理痛)

생리통은 여성의 50% 이상이 경험하는 가장 흔한 부인과 질환이다. 생리통을 겪는 대부분의 여성들은 통증이 심하지 않아서 일상생활에 큰 지장이 없지만, 10~20%의 여성은 통증이 매우 심하여 직장이나 학교에 나가지 못할 정도이다.

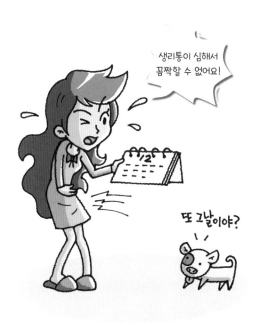

기본적인 증상으로는 배꼽 주위와 아랫배에 경련성 통증이 일어나는 것이며, 그 외에 구역질과 식욕감퇴, 두통과 무기력감을 호소하는 경우도 있다.

1) 생리통의 원인

① **호르몬의 영향** : 자궁내막에서 분비되는 호르몬(프로스타글란딘)은 자궁근육을 수축시켜 생리혈을 밖으로 내보내는 일을 하는데, 이 호르몬이 정상보다 많이 분비되면 자궁근육이 강하게 수축하여 국소 빈혈을 일으키고 그 결과로 통증이 생긴다.

② **몸이 냉한 경우** : 체질적으로 몸이 냉한 경우, 또는 외부에서 찬기운이 몸에 영향을 주어 혈액순환이 제대로 되지 않으면 하복부와 손발이 차가워지고 생리통이 유발된다. 이런 경우에는 몸을 따뜻하게 해주는 치료가 필요하다.

③ **어혈이 뭉친 경우** : 몸에 어혈이 뭉친 경우 평소에도 허리가 자주 아프거나 생리를 할 때 생리혈에 덩어리가 함께 나오기도 하는데, 생리혈이 증가하면서 생리혈 덩어리가 순조롭게 나오면 통증이 감소된다.

④ **정신적인 긴장** : 신경을 많이 쓰거나 스트레스가 심하면 몸의 혈액순환, 기(氣)의 순환이 잘 이루어지지 않아서 생리통이 생기기도 한다. 이를 한방에서는 기체(氣滯)라고 하는데, 자궁으로 흐르는 기혈(氣血)의 순환이 원활하면 생리통이 생기지 않지만, 신경을 많이 쓰면 자궁으로 흐르는 기혈의 순환이 방해되어 생리

통이 심해진다.

⑤ **기운이 없는 경우** : 생리를 할 때 자궁벽이 탈락되어 밖으로 배출되는데, 기운이 없는 사람은 불순물이 잘 배출되지 못하는 경우가 있고, 이때 생리통이 심해진다. 이러한 상태에 있는 여성들은 생리를 할 때 밑이 아래로 빠지는 듯한 통증이 온다고 호소한다.

⑥ **신체적 결함** : 선천적으로 자궁이 뒤로 굽은 경우 생리통이 나타나기 쉽다. 혈액순환이나 기(氣)가 강해도 생리통이 생기는데, 이 경우 가장 좋은 치료법은 운동과 스트레칭을 통해 자궁의 위치를 바로잡아 주는 것이다.

⑦ **질병이 있는 경우** : 자궁근종, 자궁내막증, 자궁경관 협착증, 골반염, 처녀막 폐쇄, 선천적인 자궁 기형, 생리혈 역류, 성병, 호르몬 이상, 자궁내 피임장치 등은 생리통의 원인이다.

⑧ **기타** : 그 외에 급격한 체중증가나 무리한 다이어트, 당뇨병, 과로, 만성질환 등은 통증에 대한 민감도를 높여 심한 생리통을 유발할 수 있다.

2) 생리통의 한방치료

한방에서는 몸 안에 쌓인 노폐물 때문에 혈액이 탁해져서 생리통이 발생하는 것으로 본다. 체내에 노폐물이 많으면 생리혈이 탁해지고 온몸에 다양한 증상이 나타나면서 생리통이 유발된다. 치료는 몸을 따뜻하게 해주고 자궁의 혈액순환을 촉진시키며, 질병의 유무를

판단하여 원인 치료를 하는 것이다. 원인에 따라 기체(氣滯)나 어혈(瘀血)을 풀고, 몸을 따뜻하게 하여 찬 기운을 몰아내는 것이 좋은데, 특히 좌훈요법은 하복부를 따뜻하게 해주는 치료법이므로 생리통을 개선하는 데에 매우 효과적이다.

3) 생리통의 좌훈요법

생리통이 있을 때 진통제를 복용하는 것은 좋지 않다. 이는 통증의 원인을 없애는 것이 아니므로 진정한 치료라고 할 수 없기 때문이다.

앞에서 생리통의 원인을 여러 가지로 나누었는데, 이러한 원인 모두 직간접적으로 냉기를 유발한다는 데에 주목해야 한다. 몸이 차가워진 상태에서 발생하는 생리통은 몸 안에 이미 냉기가 형성되어 있

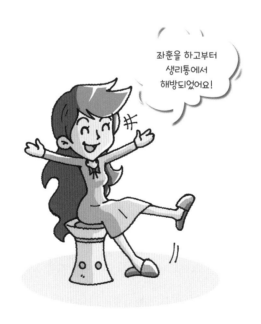

> 생리통이 있는 사람은 반드시 좌훈을 해보라!
> 몇 번만 경험해도 좋아진 것을 알 수 있을 것이다.

다는 직접적인 증거이다. 어혈로 인해 생리통이 발생하는 것도 냉기가 어혈을 유발했을 가능성이 높다. 이 외에 호르몬의 불규칙, 정신적인 긴장 등이 모두 냉기를 유발하여 생리통을 발생시킬 수 있으므로 생리통 치료에 있어서 냉기를 없애는 것이 무엇보다 중요하다.

생리통이 있을 때 좌훈을 하면 냉기가 없어지기 때문에 생리통이 근본적으로 치료된다. 이는 진통제를 복용하여 일시적으로 통증이 없어지는 것과는 차이가 있다. 일주일에 몇 차례 지속적으로 좌훈을 하면 하복부의 혈액순환이 좋아지고 몸 전체적으로 냉기가 없어져 자궁의 수축이 원활해지며 호르몬의 분비도 규칙적으로 이루어진다.

생리통을 조기에 치료하는 것은 매우 중요하다. 생리통이 발생한다는 것은 하복부의 순환이 원활하지 못하다는 증거이고, 이는 불임증을 비롯하여 여러 가지 자궁질환의 원인이 될 수 있기 때문이다. 따라서 생리통을 여성이라면 누구에게나 생기는 것으로 치부하지 말고 좌훈요법을 통해 적극적으로 치료해야 한다.

4) 생리통을 예방하는 방법
① **청결 유지** : 생리 기간에 사용하는 생리대는 반드시 부드럽고 흡

수력이 좋은 것을 사용해야 하며 자주 교체해야 한다. 천으로 만들어진 것이라면 소독과 세척에 각별한 주의를 요하며, 몸을 씻을 때 샤워나 마찰욕은 좋지만 좌욕은 하지 않는 것이 좋다.

② **규칙적인 운동** : 조깅이나 줄넘기, 윗몸일으키기 등의 간단한 운동을 꾸준히 하는 것은 생리통을 완화시키는 데 효과적이다. 운동은 정신을 안정시키고 혈액순환을 도우며, 또한 골반근육의 탄력을 증가시켜 생리통을 줄여준다.

③ **몸을 따뜻하게** : 생리통이 있을 때는 하복부를 따뜻하게 해주는 것이 중요하다. 이는 골반 안으로 흐르는 혈류를 늘려주기 위한 것으로서 자궁수축을 완화시키는 데 도움이 된다. 반대로 찬물로 샤워를 하거나 차가운 바닥에 그냥 앉는 것은 좋지 않다.

④ **편안한 옷** : 꽉 조이는 바지를 입으면 하복부의 혈액순환이 잘되지 않아서 생리통이 생길 수 있다. 따라서 생리통이 심한 경우에는 편안한 옷을 입어 혈액순환이 방해받지 않도록 해야 한다.

⑤ **균형 있는 식단** : 비만하거나 너무 마르면 생리통이 더욱 심해지기 때문에 균형 잡힌 식사를 해야 한다. 비타민 C가 풍부한 과일과 채소, 미역 등이 좋은 식단이다. 반면 카페인은 생리통을 악화시키고 생리 기간과 생리량을 늘리므로 먹지 않는 것이 좋다.

⑥ **기타** : 이 밖에도 충분한 수면을 취하고 정신적인 긴장과 스트레스를 받지 않으며, 전자파를 주의하는 것도 생리통을 예방하는 방법이다.

5) 생리통에 좋은 음식

① 다시마, 미역, 김, 파래 등의 해조류

② 꽁치, 멸치 등 칼슘이 많이 포함된 어류

③ 된장, 두부, 두유 등 콩으로 만든 음식

④ 호박, 고구마, 꿀 등 단맛이 나는 음식

⑤ 브로콜리, 양배추, 콜리플라워 등 십자
    화과 채소류

⑥ 생강차, 인삼차, 꿀차, 쑥차, 당귀차 등
    몸을 따뜻하게 하는 차 종류

⑦ 신선한 과일

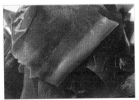

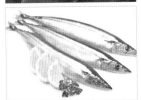

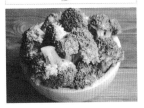

6) 생리통에 나쁜 음식

① 식용유, 쇼트닝, 버터 등 오래되어 산패
    된 유지류

② 햄버거, 감자칩, 라면, 과자 등 인스턴
    트식품

③ 과자, 초콜릿, 아이스크림 등 설탕이 많
    이 들어간 음식

④ 커피와 콜라 같은 카페인이 많이 함유
    된 음료

⑤ 매우 짜고 매운 음식

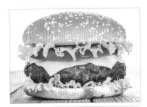

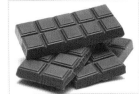

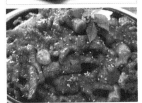

생리전증후군(生理前症候群)

생리전증후군은 생리 시작 7~10일 전부터 신체적, 정신적으로 나타나는 증상들을 말한다. 대부분 생리가 시작됨과 동시에 증상이 사라지지만 지속되거나 심해지는 경우 적절한 치료를 요하기도 한다.

생리전증후군이 있는 사람은 생리 전에 평소와는 다른 감정이 들고 특이한 행동을 하기도 한다. 예민해진 상태이므로 친한 사람과 사소

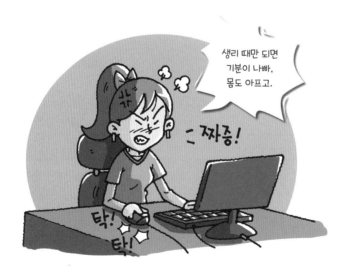

한 일로 다투거나 감정을 상하게 하는 경우가 있다. 그러나 생리가 시작되고 나면 후회하고 상대에게 용서 구하기를 반복하다가 동료들의 권유로 급기야 치료를 받으러 병원에 가는 경우도 있다.

외국의 어느 유명한 여배우도 물질적으로 부족할 것이 없었지만 생리전증후군으로 인해서 생리 전에 도벽이 생겨 물건을 훔치다가 언론에 보도되기도 할 만큼, 이 시기에는 여성 스스로가 감정적, 신체적으로 스스로를 제어할 수 없는 경우의 증상들이 나타나게 된다.

1) 생리전증후군의 증상

① 골반과 허리에 통증을 느낀다.

② 유방이 아프거나 유두가 예민해진다.

③ 편두통과 몸살이 오는 것처럼 전신이 쑤시거나 저리는 증상이 나타난다.

④ 손과 발은 물론 전반적으로 몸이 무겁고 오후에 피로가 몰려온다.

⑤ 감정의 기복이 심하고 예민한 상태가 된다.

⑥ 식욕이 증가하거나 성욕이 증가한다.

2) 생리전증후군의 원인

생리전증후군의 원인은 아직 명확하게 밝혀지지 않았지만, 예전과 달리 여성들의 사회 활동이 늘고 사회적인 지위가 상승하면서 가정과 직장 일을 병행하고 유지해야 하는 과정에서 신체적, 정신적인 스트레스가 쌓이게 되고, 그 결과 호르몬 장애를 일으켜 발생하는 것으로 볼 수 있다. 한방적으로는 각종 스트레스로 인해 기혈(氣血)의 순환에 문제가 생기고, 특히 어혈이 형성되면서 자궁과 골반 주변의 순환에 영향을 미치게 되는 것으로 설명할 수 있다. 물론 자궁근종이나 자궁선근종, 자궁내막증, 골반염 등 자궁 내에 기질적인 질환이 있을 때도 기혈(氣血)의 순환이 방해되기 때문에 생리전증후군이 나타날 수 있다.

3) 생리전증후군의 예방법

① 배란기 이후부터 생리가 나오기 전까지는 충분한 휴식과 안정을 취한다.

② 감정의 기복이 심한 경우라면 미리 주변 사람들에게 도움을 청하고 이해를 구한다.

③ 평상시 식습관을 개선하고 마음을 안정시키기 위해 요가나 단전호흡 등을 한다.

④ 적당한 유산소운동을 통해서 심폐기능을 단련하고 자궁으로의 순환도 돕는다.

⑤ 가능한 한 흡연, 음주, 카페인 등의 섭취는 제한하거나 줄인다 (특히 생리 전에는 소금과 설탕의 섭취를 줄이는 것이 수분 배출을 도와 부종을 막을 수 있다).

⑥ 골반 주변의 순환을 돕기 위한 찜질, 좌훈, 반신욕 등을 한다.

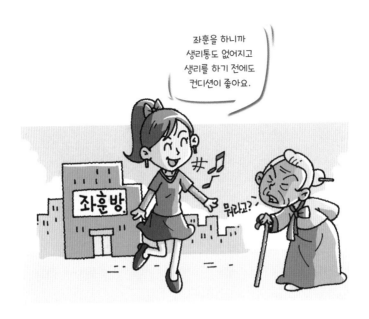

4) 생리전증후군의 좌훈요법

생리전증후군이 나타난다는 것은 여러 가지 원인으로 하복부의 기혈순환이 원활하지 못하다는 증거이다. 따라서 좌훈을 통해 하복부의 기혈순환을 원활하게 해주면 생리전증후군을 개선할 수 있다.

생리전증후군이 있을 때 일주일에 3~4회 정도 좌훈을 하면 효과가 좋다. 물론 증상이 심한 경우, 증상이 오래된 경우, 또는 몸이 매우 냉한 경우에는 꾸준히 몇 달 동안 계속해야 한다. 또한 체질에 맞는 한약을 함께 복용하면 치료 효과를 높일 수 있다.

생리불순

　정상적인 생리는 24~34일 정도의 주기와 3~5일 정도의 생리 기간을 갖게 되는데 생리불순이란 생리 양이나 주기가 이러한 정상 범위에 해당하지 않는 경우로 양이 적은 과소월경, 양이 많은 과다월경, 주기가 긴 희발월경, 주기가 짧은 빈발월경, 지속일수가 짧은 과단월경, 지속일수가 긴 과장월경 등이 있다.

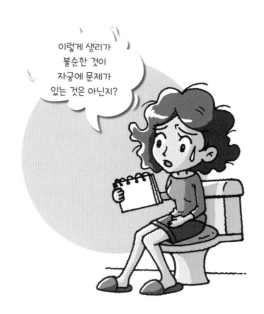

이렇게 생리가
불순한 것이
자궁에 문제가
있는 것은 아닌지?

① **희발월경** : 생리 주기가 36일 이상으로 연장된 경우이다. 무배란
인 경우가 많고, 초경 이후 일정 기간 또는 갱년기에 가까운 여
성에게 많이 나타나지만 의학적으로는 거의 문제가 되지 않는
다. 생리 주기가 비정상적으로 길기 때문에 주기적으로 생리가
반복된다고 해도 정상인에 비하면 연간 2~3회 정도 생리 횟수
가 적어 임신할 기회도 그만큼 줄어든다. 또 무배란성인 경우는
임신을 기대할 수 없다.

② **빈발월경** : 사춘기와 갱년기에 자주 일어나는 증상으로 통상 생
리 주기가 24일 이내인 경우를 말한다. 빈발월경은 배란이 빨리
일어남에 따라 난포기가 단축되는 경우와 난포기는 정상이지만
황체의 기능이 나쁘기 때문에 황체기가 단축되어 생리가 빨리
나오는 경우로 나뉜다.

③ **과소월경** : 생리할 때 출혈량이 비정상적으로 적은 경우이다. 사
람에 따라서는 출혈 일수도 2일 정도밖에 되지 않는다. 자궁위
축, 무배란, 또는 황체 기능이 나쁜 경우이며, 과소월경이면서
난소기능에 이상이 있으면 전문적인 치료를 받아야 한다.

④ **과다월경** : 생리할 때 출혈량이 비정상적으로 많은 경우이다. 과
다월경에서는 혈괴(血塊)가 섞여 있기도 하고, 생리 주기도 부정
확하며 출혈 일수도 길어진다. 때에 따라서는 심한 빈혈을 동반
하기도 한다. 자궁근종, 자궁내막염, 자궁내막증, 자궁비대증,
난소기능 이상 등에 의한 것이 많다.

1) 생리불순의 원인

생리는 건강상태, 질병, 스트레스, 주위 환경이나 약물복용, 수술 등에 의해 많은 영향을 받기 때문에 여성의 신체 및 정신상태가 건강하지 않으면 이상이 올 수 있다. 그리고 청소년기의 생리불순은 생리 기능의 미성숙 때문이다. 초경 이후 생리의 상태는 불안정하며 몇 년 동안은 일수와 주기, 출혈량 등이 불규칙한 것이 보통이다. 그러나 사춘기의 생리불순은 신체가 성숙해감에 따라 차츰 주기적으로 변하게 되므로 걱정할 필요는 없다.

한방적으로는 질병이나 스트레스로 인해 자궁 부위의 기혈순환이 불량해진 결과 어혈이 생기고 자궁기능이 저하되어 생리불순이 나타나는 것으로 볼 수 있다. 물론 생활습관이나 식습관도 많은 영향을 주기 때문에 생리불순이 있는 사람은 적절한 치료와 함께 생활방식을 바꾸는 것을 고려해야 한다.

2) 생리불순의 좌훈요법

생리불순의 원인은 자궁 부위의 기혈순환이 불량해지고, 그 결과 자궁의 기능이 저하된 것으로 볼 수 있기 때문에 좌훈을 통해 자궁의 기혈순환을 원활하게 해주면 생리불순을 개선할 수 있다.

생리불순을 대수롭지 않게 생각할 수도 있으나 생리불순이 나타난다는 것은 자궁의 기능이 떨어졌다는 것이므로 불임증의 원인이 될 수도 있고, 자궁근종이나 자궁내막증 등을 불러일으킬 수도 있기 때문에 증상이 악화되기 전에 생리불순을 개선하는 것이 현명하다. 특

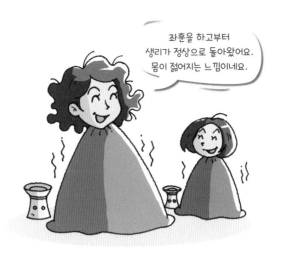

히 젊은 여성에게 생리불순이 나타나는 것은 매우 좋지 않기 때문에 가급적 자주 좌훈을 함으로써 생리불순을 개선해 주어야 한다.

생리불순이 있을 때는 1주일에 3~4번 좌훈을 하는 것이 좋다. 생리불순이 오래되지 않았거나 젊은 여성이라면 한 달 안에 증상이 개선되겠지만, 오래되었거나 나이가 있는 여성이라면 꾸준히 몇 달 동안 좌훈을 하는 것이 좋다. 더불어 하복부의 순환을 촉진하는 한약을 함께 복용하면 효과를 극대화시킬 수 있다.

3) 생리불순의 관리

① 생리 기간에는 과로를 피하는 것이 좋다. 몸이 피곤하면 몸 안의 노폐물이 원활하게 배출되지 못하기 때문이다. 또한 몸을 청결하게 유지하고 성관계를 갖지 않아야 자궁에 손상이 일어나지 않고 생리혈의 배출과 자궁내막의 재생이 잘 이루어진다.

② 몸을 따뜻하게 하여 기혈의 순환이 잘되도록 하는 것이 중요하

다. 아랫배가 차거나 손발이 찬 여성은 찬 곳에 오래 앉아 있지 않아야 한다. 이 외에도 에어컨 바람을 직접 쐬거나 차가운 물로 샤워하거나 머리를 감는 것, 수영을 하는 것도 좋지 않다. 자궁에 찬 기운이 들어와 어혈이 쌓일 수 있기 때문이다.

③ 가벼운 운동은 전신의 순환에 도움이 된다. 특히 걷는 운동이 좋고 가벼운 체조나 에어로빅, 배드민턴, 탁구 등도 추천한다.

④ 정신적인 긴장이나 흥분은 삼가는 것이 좋다.

⑤ 비만하지 않도록 노력한다. 살이 찌면 자궁 및 복강 내에 지방이 과잉 축적되어 자궁기능을 주관하는 경락 및 혈액의 순환장애를 일으켜 자궁기능을 약하게 한다.

⑥ 전자파를 주의한다. 전자파는 자궁이나 유방에 종양을 생기게 하는 작용이 있다고 한다. 그러므로 전자파가 나오는 제품을 사용할 때는 주의해야 한다. 전자레인지는 작동 후 일정 거리를 두고 떨어지는 것이 좋으며, 가스레인지를 사용할 때는 사용 5분 전부터 환기팬을 켜는 것이 좋다. 장시간 텔레비전을 보거나 컴퓨터를 사용하는 것도 피하도록 한다.

⑦ 통풍과 보온이 잘되도록 옷을 입는다. 허리를 꽉 죄거나 꼭 끼는 옷은 하복부의 순환을 차단시켜 자궁을 약하게 한다. 특히 겨울철에는 보온이 잘되는 따뜻한 옷을 입고 속옷은 순면으로 된 것을 입는 것이 좋다.

⑧ 여름철이라도 찬 음식을 피하고 음식은 소화가 잘되는 것을 섭취하는 것이 좋다.

불임증

불임증이 있을 때는 가급적 자주 좌훈을 해주는 것이 좋다. 일주일에 몇 번으로 정하지 않고 몸이 힘들지 않다면 매일 하는 것을 권장한다.

부부가 피임을 하지 않고 정상적인 부부생활을 했음에도 불구하고 임신이 되지 않는 것을 불임증이라고 한다.

정상적인 부부는 결혼 후 6개월 이내에 85~90%가 임신을 하고, 2년 이상이 경과될 시에는 95%의 부부들이 임신을 한다. 그러나 결혼을 한 지 1년이 지나도록 임신이 되지 않거나 아기를 낳은 뒤로 2년 이상 다

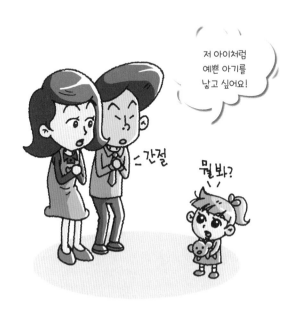

시 임신을 못하는 경우에 불임증이라고 정의한다.

1) 여성 불임증의 원인

한방에서는 스트레스로 인한 기(氣)와 혈(血)의 뭉침, 습담(濕痰)으로 인한 비만, 신(腎)의 기능저하, 전신의 기혈허(氣血虛) 등으로 불임증이 유발되는 것으로 본다. 이처럼 여성 불임증의 원인이 복잡하지만 크게 8가지로 분류할 수 있다.

① **비만성 체비불잉(體肥不孕)** : 외형은 건장하지만 몸의 기운이 허약하고 자궁 안에 습담(濕痰)과 지방이 축적되어 불임증이 생긴 경우이다. 주요한 증상으로는 불규칙한 생리 주기, 창백한 안색, 어지럼증 등이 있다.

② **수척성 체수불잉(體瘦不孕)** : 신장과 간장의 기능이 약하고 체구가 마른 사람의 불임증이다. 몸이 약하고 신체가 마르면 자궁의 기능이 위축됨으로써 자궁으로 유입되는 혈액이 잘 순환되지 않아서 불임증이 생긴다. 이러한 불임증이 있는 사람은 보통 빈혈기가 있고 얼굴에는 윤기가 없는 것이 특징이다.

③ **비위허약성 허한불잉(虛寒不孕)** : 소화기관에 이상이 생겨 비위(脾胃)가 허약해지면 자궁에도 악영향을 주기 때문에 불임증이 생길 수 있다. 이러한 불임증을 겪는 사람은 보통 소화력이 약하고 식욕이 부진하며, 언제나 기운이 없고 수족이 냉(冷)한 동시에 생리량 역시 적다.

④ **한랭성 음한불잉(陰寒不孕)** : 하복부가 냉하고 자궁의 기능이 떨어져서 임신이 되지 않는 경우이다. 증상으로는 항상 손발이 차고 생리가 늦어지며 생리량도 적다. 보통 생리통이 극심하며 아랫배가 냉한 경우가 많다.

⑤ **간울성 질투불잉(嫉妬不孕)** : 스트레스가 원인이 되어 간기(肝氣)가 막히고 임맥(任脈)의 기능이 약해져서 불임이 되는 경우이다. 심한 정신적 자극은 호르몬의 불균형을 일으켜 불임증의 원인이 될 수 있다. 이러한 불임증의 주요 증상은 불규칙적인 생리 주기와 생리통이다.

⑥ **신장성 겁약불잉(怯弱不孕)** : 신장의 기운(기초체력)이 떨어져 몸이 약해지고 영양분의 소화흡수가 되지 않아서 자궁의 이상과 불임증이 생기는 경우이다. 증상으로는 생리량이 줄어들고 혈색이 어두워지며 하체가 약해진다.

⑦ **종양성 산하불잉(疝瘕不孕)** : 자궁근종, 난소낭종 등의 종양으로 인한 불임증이다. 배란장애가 생기고 착상 불능을 초래해서 유산이나 조산의 원인이 되기도 한다.

⑧ **자궁기형성 자궁부정증(子宮不正症)** : 선천적인 자궁의 기형에 따른 불임증이다. 이 경우 수정된 난자가 대부분 초기에 파열되기 때문에 임신이 되지 않는다.

2) 불임증의 좌훈요법

아이가 없는 가정에는 웃음도 없다는 말이 있다. 따라서 임신을 하는 것은 가정의 행복과 밀접한 연관이 있다. 앞서 불임증의 원인을 다양하게 분류하였다. 그러나 어떤 원인이 주요하게 작용했든지 하복부의 순환을 개선하여 자궁의 기능을 정상화시키면 임신의 가능성은 높아진다. 따라서 불임증을 치료하려면 좌훈을 지속적으로 해주는 것이 좋다.

요즘은 의료기술이 발달하여 인위적으로 난자와 정자를 수정하기도 하지만, 성공 확률이 높지 않고 비용이 많이 든다는 단점이 있다. 따라서 임신이 되지 않을 때는 좌훈을 꾸준히 하여 자궁의 기능을 회복시킴으로써 임신이 되게 하는 매우 순리적인 방법을 먼저 해보는 것이 좋다. 이렇게 해도 되지 않을 때 다른 방법을 시도해도 늦지 않

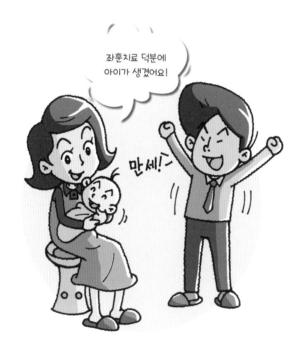

을 것이며, 다른 방법을 시도하더라도 좌훈을 병행한다면 치료 효과는 더욱 클 것이다.

불임증이 있을 때는 가급적 자주 좌훈을 해주는 것이 좋다. 일주일에 몇 번으로 정하지 않고 몸이 힘들지 않다면 매일 하는 것을 권장한다. 사람에 따라 기간이 길어질 수도 있으나 자궁에 기질적인 문제가 없다면 임신이 되는 것은 자연적인 결과이다.

3) 여성 불임을 예방하는 방법

① **아랫배를 언제나 따뜻하게 해준다** : 남성의 정소와 달리 자궁은 차가운 기운에 약하다. 여름철에 하복부를 드러내는 배꼽티를 입거나 겨울철에 짧은 미니스커트 입는 것을 피하고 차가운 곳에 오랫동안 앉아 있는 것도 피해야 한다.

② **올바른 식생활을 유지한다** : 밥은 백미보다는 잡곡밥이 좋고, 제철 음식과 채식을 위주로 하는 것이 좋다. 육류보다는 생선을 먹고 하루 세 끼를 제때에 적당량 먹는 것도 중요하다.

③ **표준 체중을 유지해야 한다** : 과도하게 축적된 지방이 호르몬 분비의 균형을 무너뜨려 무월경이나 자궁출혈을 유발할 수 있다. 과도한 다이어트 역시 무배란, 무월경을 불러올 수 있으니 주의해야 한다.

④ **금연과 금주를 해야 한다** : 여성의 흡연은 자궁과 난소의 혈액순환과 난관의 운동을 방해한다. 더구나 흡연은 가임 여성에게는 더욱 치명적이고, 태반박리와 전치태반, 자궁출혈 등을 일으킬

수도 있다. 과음 또한 여성에게 호르몬의 불균형을 일으키므로 주의해야 한다.

⑤ **문란한 성생활을 피한다** : 문란한 성생활도 불임증의 원인이 된다. 자궁에 감염이 일어나고 난관에 염증이 생겨 임신이 되지 않기 때문이다.

⑥ **스트레스를 풀기 위한 취미생활을 한다** : 스트레스는 호르몬 분비와 기혈의 순환을 방해한다. 불임증 환자에게는 불임 자체가 이미 스트레스이므로 불임에 대한 강박에서 벗어나는 것 자체가 중요하다. 따라서 취미생활을 통해 걱정을 줄이는 것이 좋다.

⑦ **매일 30분 이상 운동을 한다** : 적당한 운동은 신체에 활력을 주고 신진대사를 원활하게 한다. 조깅이나 산보, 등산 등이 좋고 척추를 반듯하게 해주는 요가나 스트레칭 역시 좋다.

⑧ **편안한 옷을 입는다** : 몸에 꼭 맞는 청바지나 속옷 등은 골반과 하체의 혈액순환을 방해하며 기체(氣滯)를 일으킬 수 있다. 또한 통풍이 잘되지 않을 시에는 세균이 번식하여 질염 등의 염증을 유발할 수 있다.

⑨ **낮에 일하고 밤에는 쉬도록 한다** : 건강은 올바른 생활습관에서 비롯된다. 밤낮이 바뀐 생활을 할 경우 호르몬 분비에 문제가 생겨 불규칙적인 배란과 유방암을 일으킬 수 있다.

4) 불임증의 식이요법

① **알칼리성 음식을 먹는다** : 고기나 유제품 같은 산성식품은 난자

와 정자의 기능을 방해한다. 반면 신선한 과일이나 채소를 많이 먹으면 혈관을 튼튼하게 하여 착상을 준비하고 유산을 방지하는 데 도움이 된다.

➡ 파, 당근, 토마토, 시금치, 아스파라거스, 부추, 우엉, 버섯, 브로콜리, 쑥, 자두, 바나나 등

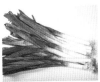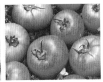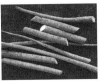

② **씨앗 음식을 먹는다** : 백미보다는 미네랄과 섬유질이 풍부한 잡곡밥을 먹는 것이 좋다. 특히 현미잡곡밥이 좋다. 씨앗 음식은 여성과 남성의 생식기능을 강화하는 데 좋은 영향을 미친다.

➡ 팥, 수수, 콩, 현미, 잣, 호두, 땅콩 등

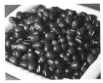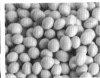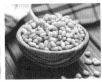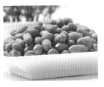

③ **필수지방산을 충분히 섭취한다** : 필수지방산은 살아 있는 세포에 필요한 성분이다. 특히 배란과 관련이 깊다. 다만 필수지방산이 빛이나 열에 오래 노출되면 오히려 독성이 있는 트랜스지방산으로 바뀔 수 있으니 주의가 필요하다.

➡ 생선, 생선기름, 호박씨, 콩, 호두 등

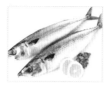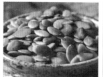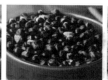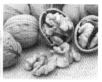

④ **가공하지 않은 음식을 먹는다** : 가공식품은 정기(精氣)를 손상시키기 때문에 가급적 가공하지 않은 자연식을 하는 것이 좋다. 단, 생식(生食)을 오래 하면 오히려 몸이 차가워질 수 있으니 불로 조리해서 먹는 것이 좋다.

⑤ **십자화과 채소를 많이 먹는다** : 십자화과 채소는 여성호르몬의 기능을 돕는 작용이 있어서 주기적으로 섭취하면 도움이 된다.

➡ 배추, 브로콜리, 싹양배추, 콜리플라워 등

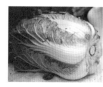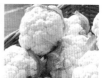

⑥ **카페인, 니코틴, 알코올 섭취를 삼간다** : 니코틴은 난소기능을 약화시키고 난자의 분화를 방해한다. 알코올도 마찬가지이다. 연구에 따르면 시험관 시술 중에 알코올을 섭취하면 시술의 성공률을 50% 감소시킨다고 한다. 또한 카페인은 생리불순과 생리통을 유발할 수 있기 때문에 피하는 것이 좋다.

⑦ **가급적 약물을 삼간다** : 일부 해열진통제는 배란을 억제하는 것으로 알려져 있다. 또한 소염제, 항히스타민제를 과도하게 복용하면 점액 분비에 나쁜 영향을 미친다는 연구 결과도 있다. 따라

서 약물의 과도한 복용은 자궁기능을 약하게 할 수 있어 피해야
한다.

⑧ **차가운 음식을 피한다** : 음식을 차갑게 먹는 행위는 복부에 한기
(寒氣)를 가중시켜 자궁을 약하게 할 수 있다. 성질 자체가 차가
운 음식도 피하는 것이 좋다.

➡ 빙과류, 냉면, 맥주, 수박, 참외, 돼지고기, 오징어, 밀가루, 생선회 등

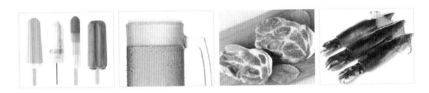

⑨ **기름진 음식과 설탕을 피한다** : 기름진 음식과 설탕은 칼로리가
높아서 비만을 야기하며, 비만은 불임의 원인이 되므로 이러한
음식을 가급적 먹지 않아야 한다.

\# 자궁근종

자궁근종은 자궁 평활근에 생기는 종양이며 양성질환이다. 자궁근종은 상당한 크기로 발달할 때까지 증상이 거의 나타나지 않아 수시로 진단을 받아야 한다. 또한 개인에 따라 여러 개의 종양이 생기는 경우도 있어 주의가 필요하다.

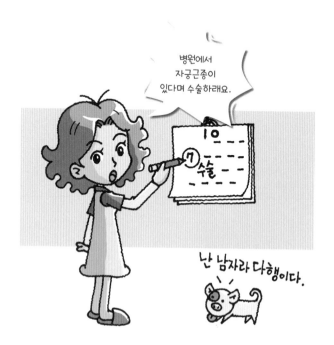

자궁근종은 현재 30~40대 여성의 30% 이상에서 발견될 정도로 흔한 질병이 되었다. 따라서 성숙한 여성에게 누구나 생길 수 있으나 그대로 방치할 경우 자궁적출이라는 최악의 상황으로 진행될 수 있고, 자궁적출 후유증을 앓을 수 있으므로 예방과 조기 치료에 신경을 써야 한다.

한의학에서는 자궁근종을 '징가' 또는 '석가'라고 하였다. 《동의보감》에 '석가라는 것은 포(胞) 가운데가 접촉된 후 피가 뭉친 소치이다.'라고 하였고 '징가가 부인의 자궁에 생기면 유산을 하고 포락(胞絡)에 생기면 경폐(經閉)가 된다.'라고 하였다.

이처럼 자궁근종은 예전에도 있었던 질환이다. 자궁이 차가운 기운에 노출되어 기(氣)와 혈(血)이 상하게 되면 자궁에 기혈(氣血)이 통하지 않아서 뭉치게 되는데, 이것이 덩어리져서 혹처럼 형성되는 것이 바로 자궁근종인 것이다. 따라서 체질에 맞춰서 근본적인 원인을 제거하면 자궁근종을 예방하고 치료할 수 있다.

1) 자궁근종의 증상

자궁근종 환자에게 모두 증상이 나타나는 것은 아니다. 간혹 자궁근종의 크기가 15cm 이상이 될 때까지 별다른 증상이 없는 경우도 있는데, 자궁근종이 있는 여성의 30% 정도만 증상을 호소하며, 대부분은 산부인과 검진 시 발견된다. 다음은 자궁근종이 있을 때 나타나는 일반적인 증상이다.

① 생리의 양이 많아지는 경향이 있다.

② 평소보다 생리통이 심해진다.

③ 생리혈에 덩어리가 섞이고 생리혈이 진해진다.

④ 허리가 아프거나 골반에 통증이 생긴다.

⑤ 하복부에 딱딱한 혹이 만져지는 경우가 있다.

⑥ 소변이 잦고 잔뇨감이 있다.

⑦ 변비가 생긴다.

⑧ 항상 하복부가 뻐근하게 느껴진다.

⑨ 생리 기간이 아닌데도 출혈이 발생한다.

⑩ 임신이 되지 않는다.

⑪ 빈혈이 잦아져서 얼굴색이 나빠진다.

2) 자궁근종의 원인

자궁근종의 원인은 명확하게 밝혀지지 않았지만 다음과 같은 요인들이 원인으로 지목되고 있다.

① **심한 스트레스** : 스트레스는 기(氣)와 혈(血)이 울체되는 첫 번째 원인이다. 심한 스트레스를 받게 되면 간기(肝氣)가 울체되는데, 간의 기능이 억제되면 결과적으로 자궁근종이 커질 수 있다.

② **불규칙한 식사** : 평소 소화력이 약한 사람이거나 과식 때문에 몸에 무리가 오면 인체의 수분대사에 문제가 발생하고 어혈이 생성되는데, 이것이 자궁근종을 키우기도 한다.

③ **환경독소의 축적** : 공해로 인한 오염물질의 유입과 인스턴트식품으로 인한 영향의 불균형 등은 기(氣)와 혈(血)의 순환을 방해하기 때문에 자궁근종의 원인이 될 수 있다.

④ **잘못된 다이어트** : 무리하게 살을 빼면 몸이 상하게 되고, 그 결과 기혈(氣血)의 흐름이 나빠져서 자궁근종이 생길 수 있다. 따라서 다이어트는 충분한 기간을 두고 여유롭고 지혜롭게 해야 한다.

⑤ **유전적 요인** : 자궁근종은 유색인종에게 흔히 생기는 것으로 알려져 있고 가족력이 있다.

⑥ **약물남용** : 자궁근종은 여성호르몬인 에스트로겐의 영향을 받는다. 따라서 임신부나 피임약 복용자, 에스트로겐이 함유된 영양식품을 먹을 때 갑자기 커지는 경향이 있다.

⑦ **비만** : 비만하면 기혈(氣血)의 순환이 원활하지 않아서 몸에 노폐물이 많이 쌓이게 되고 이것이 자궁근종을 키우는 원인이 된다.

3) 자궁근종의 좌훈요법

자궁근종의 원인이 스트레스이든 약물남용이든 비만이든 간에 자궁의 기혈순환을 원활하게 해주면 근종의 크기가 작아질 수 있고, 크기가 작은 근종은 완전히 없어지기도 한다. 그러나 근종이라는 것이 생리통이나 생리불순처럼 자궁의 기능적인 이상이 아니라, 조직의 기질적인 변화에 의한 것이므로 비교적 장기간 좌훈을 해야 효과를 얻을 수 있다.

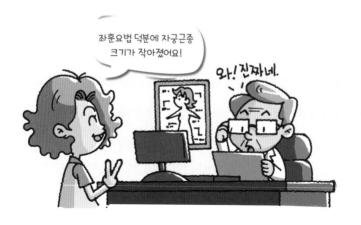

좌훈요법 덕분에 자궁근종
크기가 작아졌어요!

와! 진짜네.

자궁근종이 있을 때 최후의 방법으로 수술을 받기도 하는데, 수술 이후에 나타나는 후유증도 있을 수 있기 때문에 통증이 심하지 않다면 먼저 좌훈으로 치료할 것을 권한다.

자궁근종이 있을 때는 가급적 자주 좌훈을 하는 것이 좋고, 자궁의 기혈순환을 촉진하는 한약을 함께 복용하는 것도 치료 효과를 높이는 좋은 방법이다.

4) 자궁근종 예방 및 치료를 위한 생활습관
① 피해야 할 음식

- 찬 음식의 과다 섭취를 피해야 한다. 자궁은 찬 기운을 싫어하기 때문에 찬 음식은 자궁근종에 악영향을 미칠 수 있다. 따라서 냉커피, 팥빙수, 아이스크림, 냉면, 빙과류, 수박, 참외, 생맥주 등과 성질이 찬 음식(돼지고기, 밀가루), 날음식(샐러드) 등도 피하는 것이 좋다.

- 커피, 튀김, 기름진 음식, 피임약을 피한다.
- 육류와 유제품은 근종의 성장을 촉진할 수 있으므로 섭취량을 줄이는 것이 좋다.
- 술과 담배를 피한다.

② **스트레스는 절대 조심** : 스트레스는 기혈의 순환을 방해하고 울체를 일으키기 때문에 근종의 주요 원인이며 악화시키는 요인이다. 따라서 운동이나 취미생활로 적절하게 스트레스를 해소하는 것이 좋다.

③ **규칙적인 운동** : 규칙적인 운동은 기혈의 순환을 촉진하기 때문에 매우 중요하다. 걷기, 조깅, 산책, 에어로빅, 테니스, 등산 등 취향에 맞는 운동을 매일 30분 이상 꾸준하게 규칙적으로 하면 자궁근종을 치료하는 데 도움이 된다.

④ **생리 기간에는 과로 금물** : 생리 기간에는 자궁이 민감해지고 약해지기 쉽기 때문에 과로를 피하고 성관계를 자제하며 청결을 유지해야 한다.

⑤ **변비 조심** : 변비는 에스트로겐의 분비를 촉진하며 자궁근종을 악화시키는 요인이 되므로 신속히 치료해야 한다. 변비를 치료하기 위해서는 식이섬유가 많은 음식을 섭취하고 물을 많이 마시도록 한다.

⑥ **전자파 조심** : 전자파는 자궁근종의 성장을 촉진할 수 있기 때문에 컴퓨터, 전기장판, 전자레인지, 텔레비전 등에서 발생되는 전자파를 멀리하는 것이 좋다.

⑦ **꽉 끼는 옷 금물** : 몸에 꽉 끼는 거들이나 청바지, 스커트 등은 골반 내의 혈액순환을 방해하여 자궁의 기능을 약화시킬 수 있다. 따라서 가급적 통풍이 잘되는 옷을 입도록 하자.

⑧ **아랫배를 따뜻하게** : 자궁은 찬 기운을 싫어한다. 따라서 배꼽 티, 미니스커트를 피하고 차가운 곳에 오래 앉지 말아야 하며 수영을 하는 것도 좋지 않다. 특히 여름철에는 에어컨 바람을 조심해야 한다. 대신 하복부 찜질, 쑥뜸, 좌훈, 좌욕, 반신욕을 꾸준히 하는 것이 좋다.

⑨ **자궁 건강에 좋은 운동 – 아침저녁으로 하기!**

• 모관 운동 : 혈액순환을 촉진시키는 운동이다. 뒷목에 베개를 베고 누운 상태에서 양팔과 다리를 곧게 펴서 몸과 직각이 되도록 올린다. 발바닥을 수평으로 한 상태에서 팔과 다리를 떨어주는데, 팔과 다리가 구부러지지 않도록 주의한다. 아침저녁으로 1회에 2~3분간 여러 차례 실시한다.

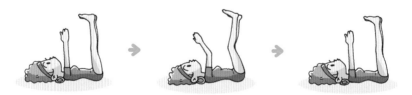

• 합장합척 운동 : 자궁을 튼튼하게 하는 운동이다. 누운 자세에서 손바닥과 발바닥을 맞댄다. 합장한 손은 머리 위까지 밀어 올렸다가 다시 가슴까지 내리고 발바닥은 떨어지지 않을 정도

로 밀었다 당겼다 한다. 12회 정도 한 다음에 5분간 움직이지 않고 묵상한다. 이 운동을 아침저녁으로 한다.

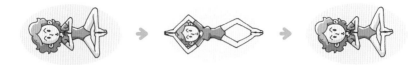

• 붕어 운동 : 척추를 바르게 하고 장의 운동을 촉진해 변비를 예방하고 숙변의 배설을 돕는 운동이다. 반듯이 누워 양손을 깍지 끼어 목·뒤에 대고 발끝은 들어 세운다. 그 다음 붕어가 헤엄치는 것처럼 좌우로 움직인다. 아침저녁으로 1회에 2~3분간 여러 차례 실시한다.

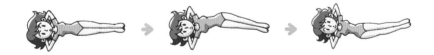

\# 자궁내막증

자궁내막증은 생리와 밀접한 관계가 있다. 생리를 할 때는 기존에 있었던 자궁내막이 떨어져 나가고 새로운 생리 주기가 시작되면 다시 새롭게 만들어진다. 자궁내막은 자궁 가장 안쪽에 있는 막으로 임신

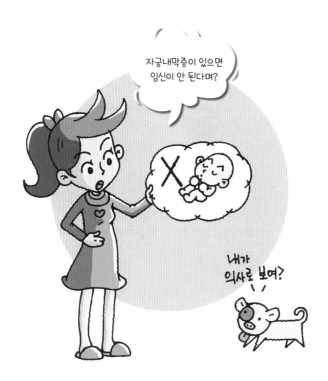

이 되면 태반이 자리를 잡는 터가 된다. 이러한 자궁내막이 자궁 내에 존재하지 않고 다른 곳에 존재할 때 이를 자궁내막증이라고 한다.

1) 자궁내막증의 증상

자궁내막증의 발생 초기에는 특별한 자각증상이 없을 수 있고, 있다고 해도 경미하다. 하지만 병변이 광범해짐에 따라 증상이 강하게 나타난다. 특징적인 증상은 생리통인데, 생리가 시작되기 전부터 생리 당일과 다음 날이 가장 심하고, 그 후로는 점차 가벼워진다.

또한 부정기적인 자궁출혈과 과다월경을 일으키는 경우가 있다. 이 외에 임신이 되지 않는 것도 자궁내막증의 증상 중의 하나이다. 따라서 임신이 되지 않거나 생리통, 성교통, 만성 골반통이 있는 여성은 자궁내막증을 의심해야 한다.

2) 자궁내막증의 원인

보통은 생리 기간에 혈액이 밖으로 나와야 하는데 하복부가 냉하고 몸에 기력이 없으면 혈액을 완전하게 배출시키지 못하기 때문에 혈액이 역류하는 현상이 생긴다. 이때 역류한 자궁내막 조직이 사라지지 않고 다른 장소에 머물면서 생리를 할 때마다 자신도 똑같이 반응하여 통증을 일으키게 된다.

① **면역력 약화** : 여성의 80%는 자궁의 혈류가 역류된다고 한다. 따라서 정도의 차이일 뿐 자궁내막은 자궁 이외의 곳에 충분히 존

재할 수 있다. 그러나 어떤 여성에게는 자궁내막증이 생기고 어떤 여성에게는 자궁내막증이 발생하지 않는다. 건강한 여성은 자궁내막이 자궁 이외의 곳에 있으면 그 조직을 흡수하여 배출하기 때문이다. 그러나 면역력이 약한 사람은 이런 기능이 정상적이지 못하여 자궁내막증이 발생하게 되는 것이다.

② **하복냉(下腹冷)** : 하복부가 냉하면 자궁의 수축력이 떨어져서 생리혈이 배출되지 못한다. 자궁의 강한 수축으로 생리혈을 내보내야 하는데 하복부가 냉하면 오히려 생리혈이 역류해서 자궁내막증을 유발할 수 있는 것이다. 따라서 항상 하복부를 따뜻하게 유지해야 한다.

③ **복부비만** : 비만한 사람의 특징은 기혈(氣血)이 잘 소통되지 않아서 쉽게 노폐물과 어혈이 쌓인다는 것이다. 하복부는 특히 노폐물이 축적되기 쉬운 위치인데, 자궁에 어혈과 노폐물이 쌓이면 자궁내막증이 심해질 수 있다. 따라서 자궁내막증이 있는 사람은 복부비만을 해결해야 한다.

④ **스트레스** : 스트레스를 받는 사람은 간기(肝氣)가 쉽게 상한다. 스트레스는 간기울결(肝氣鬱結)이라는 한의학적인 병리상태를 만들고, 이는 소화불량을 일으키고 자궁기능을 약화시키는 원인이 된다. 자궁내막증 환자 중에서 이런 증상이 있다면 반드시 스트레스를 해소해 주어야 한다.

⑤ **환경호르몬과 식생활** : 우리는 공해로 둘러싸여 있다. 특히 환경호르몬은 직접적으로 자궁기능을 교란시킨다. 또한 인스턴트식

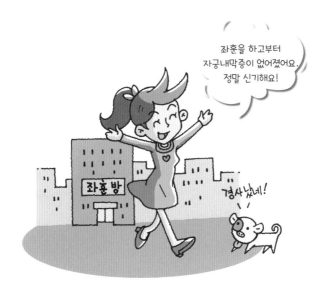

좌훈을 하고부터
자궁내막증이 없어졌어요.
정말 신기해요!

좌훈방

경사났네!

품은 면역력을 약화시키는데, 면역력 약화는 자궁기능을 떨어뜨리기 때문에 가급적 자연적인 음식을 먹는 것이 좋다.

3) 자궁내막증의 좌훈요법

자궁내막증의 원인을 한마디로 표현한다면 자궁의 기혈순환이 불량하여 자궁기능이 떨어진 것이라고 할 수 있다. 따라서 운동을 하거나 한약을 복용하여 자궁의 기혈순환을 회복시키면 자궁내막증은 치료될 수 있다.

좌훈은 자궁의 기혈순환을 촉진하므로 자궁내막증을 치료하는 데 효과가 있으며, 운동을 병행하거나 한약을 함께 복용하면 보다 큰 효과를 볼 수 있다. 자궁내막증 때문에 좌훈을 할 경우에는 일주일에 3~4회 정도 하는 것이 적당하다.

난소낭종

난소낭종은 난소에 발생하는 낭성 종양(cystic tumor)으로 내부가 수액 성분으로 차 있는 물혹을 의미한다. 난소는 주기적으로 성숙과 배란을 하는데, 난포자극호르몬과 배란호르몬이 정상적으로 분비되지

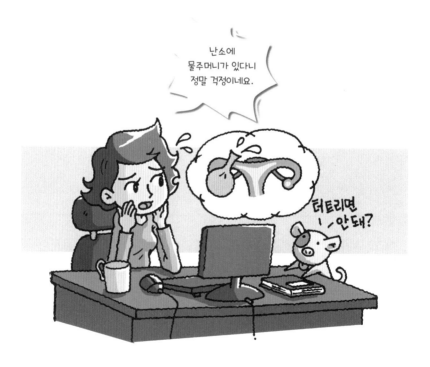

난소에
물주머니가 있다니
정말 걱정이네요.

터트리면
안돼?

않아서 배란장애가 초래되고 또 이것이 난소에 염증과 부종을 일으켜 낭포를 생성시키는데 그것이 난소낭종이다.

난소낭종을 한방에서는 장담(腸覃)이라고 한다. 장담은 자궁과 내장 사이에 생긴 일종의 혹이라는 뜻이며,《동의보감》훨씬 이전 책에도 기술되어 있다. 한의학의 고전인《황제내경》에서도 난소낭종을 기술하고 있고,《동의보감》에서는 위와 내장이 한기(寒氣)에 상해서 난소낭종이 생기며, 생리에는 지장을 주지 않으나 생리량은 약간 줄일 수 있고, 이 병은 기병(氣病)에 속하며 혈병(血病)에 속하지 않는다고 기록하였다.

《동의보감》의 내용을 잘 살피면 어떤 여성에게 난소낭종이 잘 생기는지 알 수 있다. 난소낭종이 생기는 여성은 다음과 같은 신체증후를 보이는 경우가 대부분이다.

몸이 마르고 신체의 근육이 발달되지 못한 체형으로 얼굴이 창백하거나 누렇고 핏기가 없으며 늘 피곤하고 자주 눕고 싶어 하며 심한 경우 누웠을 때 땅속으로 꺼지는 듯한 느낌을 갖는다. 두통과 어지럼증, 메스꺼움을 동반하는 경우가 많으며 소화가 잘되지 않아서 속이 자주 더부룩하고 답답하여 찬 음식을 싫어한다. 찬 음식 특히 면류, 맥주 등을 먹으면 설사를 하고, 몸이 차며 팔다리 특히 발이 찬 경우가 많다.

이처럼 난소낭종은 몸이 차가운 사람에게 흔히 발생하기 때문에 몸을 따뜻하게 하고 체력을 길러주어야 한다.

1) 난소낭종의 증상

난소낭종의 일반적인 증상은 다음과 같다.

① 복부의 팽만감, 압박감으로 인한 둔한 통증

② 성교통

③ 생리통, 생리불순

④ 하복부 부종

⑤ 열과 구토를 동반한 급성 복통

⑥ 대량의 자궁출혈

2) 난소낭종의 현대의학적 치료

① **낭종 적출술** : 보통 난소낭종이 발생하면 일차적으로 낭종 적출
술을 하지만, 이후에 재발되는 경우가 많아서 근본적인 치료가
되지 않는다.

② **자궁 적출술** : 현대의학에서 근본적인 치료법으로 생각하는 것
중에 하나가 자궁 적출이다. 그러나 그 후유증이 심각하고 불임
의 원인이 되기 때문에 주의가 필요하다.

③ **난소난관 절제술** : 현대의학에서 제시하는 또 다른 치료법은 난
소난관 절제술이다. 하지만 난소난관 절제술 역시 불임을 야기
하기 때문에 미혼 여성이나 아직 아이를 갖지 못한 부부에게는
커다란 고민이 될 수밖에 없다.

④ **호르몬 요법** : 현대의학에서는 호르몬 요법을 시행하기도 하는

데, 2~3회 이상 시행하면 내분비 장애나 다른 질병을 초래하는 경우가 있어 주의가 필요하다.

3) 난소낭종의 한의학적 치료

난소낭종의 치료에 있어 한의학적 접근은 현대의학적 치료에 보완 및 대안을 보여준다.

① **거담제습(祛痰除濕)** : 난소낭종의 내용물 안에는 보통 담액이 차 있으므로 담(痰)과 습(濕)을 제거하는 것이 우선이다. 따라서 난 소낭종을 치료할 때는 먼저 거담제습법으로 담과 습을 다스려야 한다.

② **온열거한(溫熱祛寒)** : 한의학에서 난소낭종은 장담(腸覃)이라 하여 아랫배에 기혈이 몰려서 생기는 병증이라고 한다. 또한 《동의보 감》에서는 한기(寒氣)에 상해 생기는 것으로 생리에는 지장을 주 지 않고 기병(氣病)에 속한다고 했다. 따라서 몸이 냉한 사람에 게 생긴 난소낭종을 치료하기 위해서는 몸을 따뜻하게 하는 온 열거한법을 사용해야 한다.

4) 난소낭종의 좌훈요법

난소낭종을 수술적인 방법으로 치료하면 불임 등 부작용이 따르기 때문에 수술은 최후의 수단이라고 할 수 있다. 먼저 좌훈으로 자궁과 난소의 기능을 정상화시켜 자연스럽게 낭종을 없어지게 하는 것이 우

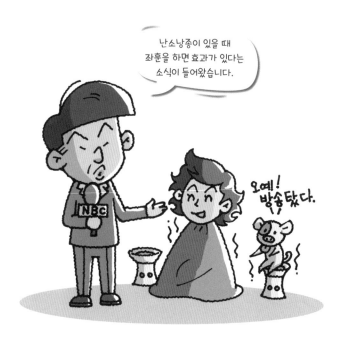

선이다.

　일주일에 3~4회 좌훈을 하되, 몸이 힘들지 않다면 매일 하는 것이 좋고, 체질에 맞는 한약을 복용하는 것도 도움이 된다. 또한 바른 식생활과 운동을 함께 함으로써 체력을 보강하면 더욱 좋다.

질염(대하증)

질염(膣炎)은 산부인과 질환 중에서 가장 흔하며, 질염의 증상 중에 대표적인 것은 대하증(帶下症)이다.

여성의 질에서 정상적으로 분비되는 분비물을 냉이라고 하는데, 속옷이 젖을 정도로 양이 많아지는 경우, 또는 색이 아주 진하거나 고름

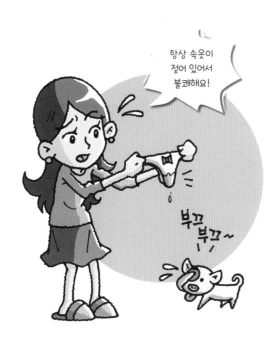

처럼 흐르는 경우, 생선 비린내 같은 악취가 나는 것은 병적이며 이것을 대하증이라고 한다.

대하증을 방치하면 여러 가지 문제가 생길 수 있기 때문에 증상이 계속되면 반드시 치료해야 한다. 질 내부의 환경은 습기가 많고 따뜻하여 세균이 증식하기 매우 좋은 조건이다. 따라서 건강한 여성의 질 내에도 많은 세균이 상존한다. 이러한 세균은 질 내부를 산성으로 만들어서 다른 잡균들이 침입하는 것을 방어하는 역할을 하는데, 몸이 약해지거나 하복부가 차가워지면 이러한 기능이 떨어지기 때문에 질 내부에 염증이 생기고, 그 결과 대하증이 나타날 수 있다.

1) 질염의 증상
① 흰색 비지 같은 분비물
② 하복통, 성교통, 외음부의 따가움과 자극
③ 배뇨 시 통증
④ 외음순 및 외음부 피부의 부종과 홍반

2) 질염의 원인
항생제나 피임약을 복용하는 경우, 탐폰이나 루프 같은 기구를 사용하는 경우, 질 세정제를 과다하게 사용하는 경우에는 질 안에 정상적으로 존재하는 세균이 감소하기 때문에 질염이 발생된다.

또한 화학섬유로 만든 속옷이나 꽉 끼는 청바지를 입으면 땀이 배출되지 않고 음부에 습기가 많아지기 때문에 질염이 잘 생긴다. 당뇨병이 있는 여성도 면역력이 떨어지고 소변에 당이 배출되므로 세균이나 진균(곰팡이)에 의한 질염이 잘 생긴다.

몸이 차고 하복부가 냉한 것도 질염의 원인이 될 수 있다. 하복부가 차다는 것은 그곳으로 혈액순환이 잘 이루어지지 않는다는 것으로, 해당 부위의 기능이 약해지고 세균 감염에 대한 저항력이 떨어지게 되므로 질염이 쉽게 발생한다.

3) 질염의 예방법

① 몸에 꼭 끼는 옷을 삼갈 것

② 화학섬유로 만든 속옷을 피할 것

③ 외음부를 청결하게 할 것

④ 배뇨와 배변 후에 닦는 방향을 질 쪽에서 항문 쪽을 향하게 할 것

⑤ 당뇨병을 앓는 경우에는 혈당 조절을 잘할 것

⑥ 항생제의 남용을 피할 것

⑦ 하복부를 따뜻하게 하는 좌훈을 할 것

4) 질염의 좌훈요법

질염으로 인한 대하증을 치료할 때 좌훈을 하면 매우 효과가 좋다. 증상이 가벼운 경우에는 일주일 동안 매일 한 차례씩 좌훈을 하면 증상이 호전되는 경우가 많고, 증상이 심한 경우에는 2주 이상 좌훈을 해야 한다. 또한 자궁경부염이나 자궁근종, 난소낭종 등으로 인해 대하증이 발생했을 때는 한 달 이상 좌훈을 해야 효과를 볼 수 있다.

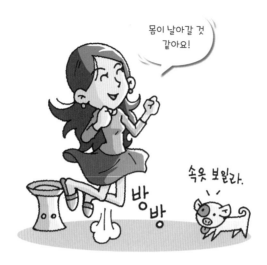

어떤 질환이든지 꾸준히 치료받는 것이 중요하듯이 좌훈 또한 일회성으로 그치지 말고 어느 정도 효과가 나타날 때까지 하는 것이 좋다. 한국 사람은 성격이 급해서 한두 번으로 효과가 나타나지 않으면 그만두는 경우가 많은데, 병이 깊을수록 정상으로 회복되는 시간이 오래 걸린다는 것을 생각한다면 쉽게 그만두는 우를 범치 않을 것이다.

변비

일반적으로는 아래의 내용 중에 2~3개 이상 해당하면 변비라고 정의한다.

- 배변 횟수가 일주일에 2회 이하인 경우
- 대변의 양이 35g 미만인 경우(보통은 200g)
- 변이 나오는 것이 심하게 어려운 경우

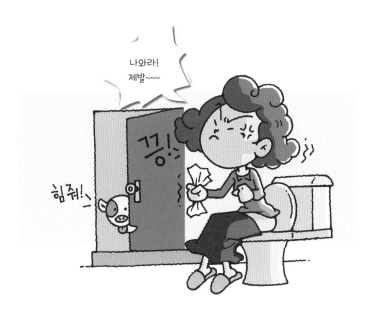

- 대변을 볼 때 4번 중 1번 이상은 끙끙 힘을 주어야 변이 나오는 경우
- 대변이 심하게 딱딱하고 굵은 경우
- 대변을 본 후에 심하게 잔변감이 남는 경우

1) 변비의 증상

① **아랫배가 빵빵하고 답답하다** : 변비가 생기면 제일 먼저 느끼는 증상은 하복부의 불쾌감이다. 이후 복부가 부풀어 오르는 팽만감과 압박감을 느끼게 된다. 우하복부, 좌상복부, 좌하복부에 통증이 오기도 하며 왼쪽 배에서 덩어리가 만져지기도 한다.

② **항상 뒤가 묵직하고 개운하지 않다** : 대변보는 것이 힘들어지고 힘을 주어 변을 봐도 딱딱한 변이 조금밖에 나오지 않아 항상 잔변감이 있다. 늘 뒤가 묵직하고 화장실을 다녀와도 깨끗한 느낌이 없고 팬티가 지저분해지기도 한다.

③ **입맛이 없고 소화가 안된다** : 변비가 오래되면 식욕이 저하되고 소화가 잘되지 않는다. 간혹 속이 미식거리고 심한 경우 구토를 하기도 한다.

④ **똥배가 나온다** : 장내에 대변이 항상 남아 있어 흔히 말하는 '똥배'가 나오게 된다. 장내의 숙변은 다양한 질병의 원인이 되며 비만을 유발한다. 따라서 변비를 치료하지 않고는 아무리 다이어트를 해도 '똥배'가 사라지지 않는다.

⑤ **피부 트러블과 입냄새가 생긴다** : 변비가 계속되어 장내에 대변

이 오래 머물면 독성가스가 혈액으로 유입된다. 혈액 내로 녹아든 독성가스는 만성피로와 피부 트러블의 원인이 되고, 심한 입 냄새를 유발하기도 한다.

2) 변비의 원인

① **식습관** : 섬유질을 적게 섭취하고 지방을 과다하게 섭취하면 변비가 생긴다. 섬유질은 체내에서 소화가 되지 않는 물질로서 채소와 과일, 곡류에 많다. 섬유질은 팽창하는 성질이 있어서 대변이 딱딱해지는 것을 막아주고, 장내 노폐물을 흡착하여 배출시키며, 대장의 운동을 활발하게 하여 배변을 용이하게 한다.

② **운동부족** : 운동량이 부족하면 소화기능과 대사기능이 떨어져서 변비가 생긴다. 이러한 변비는 사고나 질병 때문에 오랫동안 누워 있는 사람, 활동량이 극히 부족한 생활습관을 지닌 사람에게 흔히 발생한다.

③ **스트레스** : 불안정한 정신상태는 소화기관에도 영향을 준다. 두려움이나 분노, 우울, 긴장, 걱정, 강박관념 등은 위장의 기능을 약화시키고 배설작용에도 악영향을 준다.

④ **수분부족** : 물의 중요성을 잊고 사는 사람들이 많다. 수분이 부족하면 체내의 독소가 배출되지 않는 것은 물론이고 세포에서 정상적으로 분비되는 점액에도 영향을 준다. 대장에서 이러한 현상이 나타나면 변비가 유발된다.

⑤ **약물과용** : 평소에 진통제나 제산제, 빈혈 치료제, 고혈압 치료

제, 경구 피임약 등을 과용하면 변비가 생길 수 있다. 특히 변비를 치료하기 위해 지속적으로 변비약을 복용하면 점차 대장의 연동운동과 직장의 배변반사가 약화되어 변비가 심해진다.

⑥ **환경적 요인** : 급격한 환경의 변화는 변비를 유발한다. 해외여행이나 장거리 여행을 하는 경우, 또 배변의 느낌이 있어도 참거나 그냥 지나쳐 버리면 변비가 생길 수 있다. 또한 지나친 긴장과 스트레스를 받는 환경에서는 장운동이 약해지기 때문에 변비가 생길 수 있다.

⑦ **질병** : 질병 때문에 변비가 생기는 경우이다. 대장염, 대장궤양, 장협착, 신경성질환, 내분비질환, 대사성질환, 그리고 대장에 영향을 주는 전신질환 등을 앓고 있으면 장의 운동이 약해져서 변비가 생긴다.

3) 변비의 좌훈요법

《동의보감》에서는 '약을 태우면서 연기를 쏘이는 법[熏方]으로 대변이 나오지 않는 것을 치료한다. 조협(皂莢)을 사발에 담고 불을 붙여서 나무통 속에 넣은 다음 항문에 그 연기를 쏘이면 저절로 대변이 나온다.'라고 하였다.

이처럼 예전에도 변비의 치료법으로 좌훈을 사용했음을 알 수 있다. 좌훈을 하면 하복부의 혈액순환이 촉진되어 노폐물이 배출되고 지방이 분해된다. 또한 장의 운동이 활발해지기 때문에 변비가 해소된다.

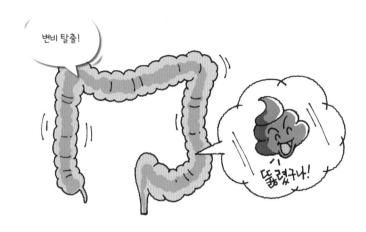

변비를 개선하기 위해 좌훈을 할 때는 매일 한 번씩 하는 것이 좋다. 이렇게 하면 대체로 일주일 안에 변비가 해소되며, 그 이후로 2~3일에 한 번씩 좌훈을 해서 변비를 예방하는 것이 좋다.

#여드름

흔히 '청춘의 상징'으로 불리는 여드름은 청소년기의 호르몬 변화로 인한 일시적인 증상이라고 생각해서 때가 되면 자연히 없어지는 것으로 여긴다. 그래서 잘못된 방법으로 관리해서 흉터를 남기는 경우가 많다.

사춘기가 되면 피지의 분비가 왕성해지는데, 여드름은 피지를 분비

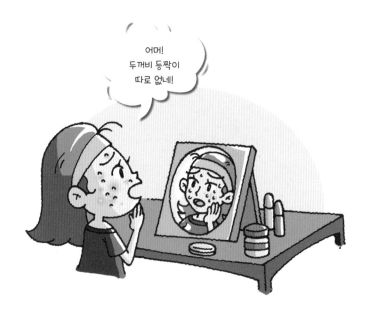

하는 피지선과 모낭에 생긴 만성적인 염증질환이다. 피지가 배출되지 못하고 모낭에 정체되면 피지는 모낭 속에서 굳어지는데, 이것이 여드름의 초기 상태이다.

모낭에 쌓인 피지는 세균에 의해 분해되기 시작하고, 그곳에 유리 지방산이 형성되어 모낭벽을 자극하게 되면 피부 내에 염증이 일어난다. 때로는 화농균이 침범하여 더 큰 변화를 가져오는데, 이런 모든 상태를 여드름이라고 한다.

한의학에서는 식생활과 정서적인 문제 등에 의하여 얼굴을 감싸고 있는 위(胃) 경락과 대장(大腸) 경락에 열이 쌓이게 되고, 이 열이 모낭을 통해서 분출되는 과정에서 여드름이 생긴다고 말한다.

한의학에서 가장 중요하게 여기는 것 중의 하나는 '통(通)'이다. 통해야 건강하다는 말이고, 통하지 않으면 아프고 탈이 난다는 뜻이다. 기혈의 흐름이 막히면 우리 몸에서는 다양한 문제가 생긴다. 예를 들어 하복부의 기혈순환이 원활하지 않으면 자궁에 문제가 생기는데, 자궁은 통증이라는 방식으로 문제가 발생했다는 것을 표현하기도 하지만, 손발이 차가워지는 것으로 표현하기도 한다. 그리고 또 하나의 중요한 표현으로 얼굴, 특히 입술과 턱 주변에 뾰루지를 발생시킨다. 이 경우 한의학에서는 단순히 자궁의 문제만으로 보지 않고 하복부의 기혈순환이 막힌 것으로 이해하는데 단순히 '어혈이다', '생리통이다', '생리 주기의 변화다'라는 결론을 내리기보다는 하복부의 기혈순환이 막히고 통하지 못해서 일이 점점 커지기 전에 얼굴에 먼저 신호를 보내는 것으로 이해하는 것이다.

따라서 여드름은 막혔다는 신호이다. 우리 몸 안 어딘가에 문제가 생겨 기혈의 흐름이 막혔기 때문에 여드름이 생기는 것이다. 이러한 여드름은 온몸의 기혈이 잘 통해야 치료되고 재발하지 않는다.

1) 부위별 여드름

한의학에서는 특정 장기의 이상이 열을 발생시키고, 그 열이 얼굴의 경락을 통해 발산되는 과정에서 여드름이 생기는 것으로 본다.

- **이마 여드름** : 심장의 열 때문에 생기는 여드름이다. 여기서 심장의 열은 정신적인 스트레스에 해당한다.
- **볼 여드름** : 위장과 간의 질병 때문에 생기는 여드름이다. 위와 간이 좋지 않은 상태에서 과식을 하거나 잘못된 식생활 탓으로 변비가 생기면 여드름이 나타날 수 있다.
- **등 여드름** : 폐의 이상에 의한 여드름이다. 폐의 기능이 약해지고 혈액순환이 원활하지 않으면 등에 여드름이 생길 수 있다.
- **입 주위 여드름** : 자궁과 신장의 이상에 의한 여드름이다. 이러한 여드름은 생리를 하기 전후에 주로 생긴다.
- **턱 여드름** : 대장의 기능이 약해진 결과 발생하는 여드름이다. 대장이 약해진 상태에서 빈혈이 있거나 칼슘이 부족하면 턱에 여드름이 생길 수 있다.

2) 여드름의 좌훈요법

여드름이 있을 때 좌훈을 하면 여드름이 빨리 없어질 뿐 아니라 피

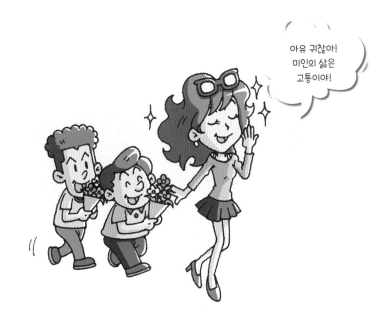

부도 고와지고 탄력이 생긴다. 그래서 여드름이 없는 사람이 일부러 좌훈을 하는 경우도 있다.

좌훈을 하면 일단 하복부의 순환이 좋아지기 때문에 자궁이나 위장의 문제로 인한 여드름을 개선할 수 있다. 이차적으로는 몸 전체의 순환이 좋아져서 노폐물의 배설이 원활해지기 때문에 다른 원인에 의한 여드름도 개선된다. 따라서 여드름과 뾰루지가 있는 사람은 좌훈을 매일 하는 것이 좋다.

복부비만

　배가 어느 정도 나와야 복부비만이라고 할 수 있을까? 복부비만은 대체로 허리(waist)둘레와 엉덩이(hip)둘레의 비율(W/H)로 측정한다.

　미국의 경우 남성은 0.95 이상, 여성은 0.8 이상을 비만으로 판정하고, 유럽에서는 남성은 0.9, 여성은 0.8 이상을 비만으로 판정한다.

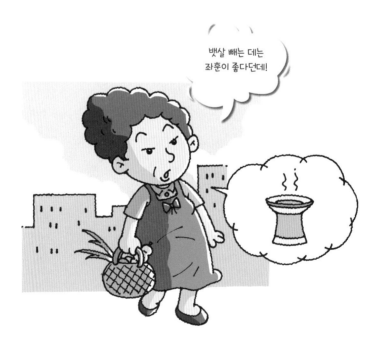

우리나라에서는 아직 그 기준이 일정하지 않아 의사에 따라 다르지만 대체로 남성은 1.0, 여성은 0.9 이상을 기준으로 보고 있다.

1) 지방의 분포에 따른 복부비만

① **피하형** : 배의 피하에 지방이 축적되는 복부비만이다. 즉, 복강과 피부 사이가 두꺼워지는 형태이다. 피하형은 주로 성장기에 생기기 때문에 배가 나온 청소년들은 대부분 피하형 복부비만이라고 생각하면 된다.

② **내장형** : 내장 사이에 지방이 쌓이는 형태의 복부비만이다. 30대 이후 성인에게 주로 나타나며 성인병과 관련이 깊다. 팔과 다리 등 신체의 다른 부위에는 살이 없고 말랐는데도 유독 배에만 잔뜩 살이 쪘다면 바로 내장형 복부비만으로 볼 수 있다.

2) 복부비만의 원인

① **잘못된 생활습관** : 일의 연장이라는 명목으로 술자리가 잦아지면 과음과 과식을 피할 수 없게 된다. 또한 술을 마신 다음 날 아침 식사를 거르게 된다. 직장에서의 스트레스는 또다시 술을 마시게 하고, 다음 날 아침을 굶게 만드는 악순환을 거듭하게 됨으로써 점차 복부비만으로 향하게 된다.

② **일하는 환경** : 사무직 종사자는 복부비만과 연관이 깊다. 오전 9시 출근부터 오후 6시 퇴근까지 하루 종일 컴퓨터 앞에 앉아 있어야 한다. 이렇게 오랫동안 의자에 앉아 있는 사무 환경은

복부에 지방이 쌓일 수밖에 없는 이유 중 하나이다.

③ **운동부족** : 현대인들은 운동량이 매우 부족하다. 집에서 회사까지 자동차로 이동하고, 회사에서도 계단보다는 엘리베이터를 이용한다. 저녁에는 또다시 자동차로 퇴근을 하고 근무하는 시간에는 주로 앉아서 보내는 시간이 많아 특별히 운동을 할 시간이 없음은 물론이고 집에 와서도 피곤해서 좀처럼 움직이려 하지 않는다.

④ **음주** : 알코올은 1g당 7kcal의 열량을 가지고 있다. 따라서 술을 많이 마시면 체내의 지방을 분해해서 에너지로 사용할 기회가 없어진다. 뿐만 아니라 술 때문에 간기능이 나빠지면 지방을 축적시키는 독성물질을 해독할 수 없기 때문에 자연스럽게 비만증이 된다.

⑤ **스트레스** : 현대인의 질병은 대부분 스트레스와 연관이 있다고 말한다. 비만도 예외가 아니어서 정신적인 스트레스가 비만을 유발할 수 있다. 급성 스트레스는 식욕을 줄이지만 만성 스트레스는 오히려 식욕을 항진시킨다. 직장 상사나 동료와의 갈등 그리고 가정과 사회에서 받게 되는 스트레스가 과음과 과식을 유발하고 결국 비만증을 일으킨다.

3) 좌훈 다이어트

좌훈을 하면 생식기 주위의 혈액과 림프의 순환이 원활해져 몸 안에 축적된 노폐물과 지방을 배출시킬 수 있다. 또한 좌훈은 자궁과 난

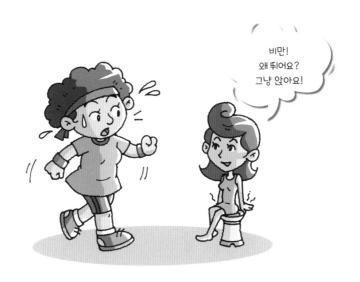

소의 기능을 강화시켜 호르몬 분비를 원활하게 해준다.

좌훈을 하면 변비가 자연스럽게 해소되면서 복부비만이 해결되기 때문에 다이어트에 아주 효과적이다. 특히 좌훈을 하면 근육과 수분이 아니라 체지방이 빠져나가기 때문에 몸이 개운해지고, 요요현상 없이 살을 뺄 수 있다. 산해진미에 식탐이 많았던 양귀비가 아름다운 몸매를 가질 수 있었던 비결이 바로 좌훈이었다.

대체로 1일 2회 좌훈을 하면 1개월에 4~6kg 정도의 뱃살이 빠지고, 3개월 정도 지속하면 8~12kg의 체중감소가 일어난다. 더불어 생리가 편해지고 배란이 잘되므로 피부가 좋아지는 일석이조의 효과를 얻을 수 있다.

치질

많은 질병 중에서 타인에게 말하기 곤란한 것이 있다면 바로 항문
질환일 것이다. 항문질환 중에서 가장 흔한 것이 치질인데, 치질이
있다는 것을 남에게 말하는 것이 참으로 부끄럽고 쑥스럽다. 신체 중
에서 가장 불결한 곳으로 생각하는 데다가 용기 내어 말을 하더라도

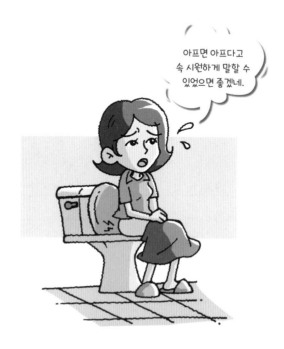

아프면 아프다고
속 시원하게 말할 수
있었으면 좋겠네.

주위 사람들이 병 같지 않게 생각해 그냥 웃어넘기기 일쑤이기 때문이다. 마치 평소에 청결하지 못한 죄라도 있다는 듯이 말이다.

치질 환자를 더욱 괴롭히는 것은 환부를 자기 눈으로 직접 볼 수 없다는 것이다. 물론 거울을 밑에 놓고 비춰볼 수 있으나 쉽지는 않다. 더구나 환부가 징그럽고 사람의 가장 중요한 부위와 연결되어 있어 웬만큼 용기를 내지 않고는 쳐다보는 것조차 어렵다. 하물며 남 앞에 내보이기는 얼마나 어렵고 힘들겠는가! 그래서 치질은 부부 간에도 잘 보여주지 않는 병이다. 이렇게 드러내기 어려운 병이기 때문에 대부분의 치질 환자들은 벙어리 냉가슴을 앓는다.

항문 및 직장하부에는 정맥혈관이 그물처럼 모여 있는데, 이러한 정맥이 여러 원인 때문에 늘어나고 볼록하게 덩어리를 형성하는 것이 치질이다. 치질이 있으면 늘어난 정맥이 밑으로 빠지는 것처럼 느껴지고 대변을 볼 때 출혈과 심한 통증이 동반된다.

1) 치질의 원인

① **혈액순환 장애** : 오래 앉아 있거나 서서 일하는 사람은 항문에 압력이 형성되어 정맥이 부풀기 때문에 치질이 생긴다. 항문의 압력은 누워 있을 때보다 서 있을 때에 약 3배가 늘어나고, 쪼그리고 앉아서 변을 볼 때는 6~10배의 압력이 작용한다. 더구나 항문 주변의 정맥에는 정맥판이 없어서 혈관이 쉽게 팽창되어 오래 앉아 있거나 서서 일하는 사람에게는 치질이 발생하기 쉽다.

② **자극적인 음식** : 맵고 짠 음식은 혈관을 팽창시키고 탄력을 저하

시키므로 치질의 원인이 된다. 따라서 치질이 있는 사람은 담백한 음식 위주로 섭취해야 한다.

③ **임신과 출산** : 임신과 출산 과정에서 항문에 압력이 형성되어 정맥이 부풀고, 이후 산후 회복력이 떨어지면 부풀었던 정맥이 탄력을 잃기 때문에 치질이 생길 수 있다. 따라서 산후에는 적절한 운동과 보약으로 산후 회복력을 촉진해야 치질을 예방할 수 있다.

④ **만성 설사** : 만성 설사가 있다는 것은 장의 기능이 약해졌다는 의미이다. 이는 항문정맥의 탄력성이 떨어졌다는 뜻이기 때문에 치질이 생길 가능성이 높다. 이때는 장의 기능을 강화하는 약초를 복용하면서 치질을 치료해야 한다.

⑤ **변비** : 평상시 직장 내의 압력은 20~24mmHg인데, 배변 시에 힘이 가해지면 직장내압은 120~200mmHg로 상승한다. 더구나 변비가 있으면 강하게 힘을 주기 때문에 압력이 더 상승하게 되고, 그 결과 항문정맥이 부풀어서 치질이 생긴다.

⑥ **유전** : 체질은 어느 정도 부모로부터 물려받는다. 항문 역시 부모로부터 건강하게 타고나는 사람도 있고, 약하게 타고나는 사람도 있다. 그러므로 부모에게 치질이 있으면 자식도 치질에 걸릴 확률이 높다.

2) 치질에 잘 걸리는 사람

휴대폰을 들고 화장실로 가는 사람이 많다. 바쁜 아침 시간에 타인을 배려하지 않고 휴대폰을 보면서 천천히 일을 마치고 나온다. 이런 사람에게 쉽게 치질이 생긴다.

화장실에서 끙끙거리며 힘을 쓰는 사람이 있다. 비지땀을 흘리면서 나오는데 무슨 큰일을 치르고 나온 사람 같다. 이런 사람도 치질에 잘 걸린다.

성격적으로 완벽주의자에게 치질이 흔하고, 머리가 좋고 친구를 좋아하며 무슨 일이든 파고드는 성격의 소유자에게 치질이 잘 발생한다. 여성은 미인에게 치질이 많다.

3) 술과 치질

술은 확실히 치질에 좋지 않다. 술을 마시면 간의 기능이 떨어지는데, 그 결과 혈액이 간으로 들어가지 못하고 다른 곳으로 흐르게 된다. 그 부위가 항문정맥이기 때문에 술을 지나치게 마시면 치질이 생길 가능성이 높다.

4) 여성과 치질

여성은 치질이 있어도 웬만큼 심하게 아프지 않으면 참는 경향이 있는데, 이것은 미련한 짓이다. 의료인에게 항문과 음부를 내보이는 것이 부끄럽다는 이유 때문인데, 항문질환이 있을 때는 부끄럽다는 마음을 버리고 초기에 치료해야만 한다.

여성은 남성보다 신경이 예민하고 환경 변화에 민감해서 대변을 보고 싶어도 즉시 배변하지 못하는 경우가 많다. 여행을 가면 제대로 대변을 보지 못하는 여성, 대변볼 장소가 마땅치 않거나 화장실이 조금만 불결해도 대변을 보지 못하는 여성들이 많다. 또한 바쁘고 시간에 쫓겨서 여유가 없다든지 기분이 좋지 않은 일이 생겨 스트레스를 받으면 대변을 못 보는 여성들도 있다. 이런 여성들은 장에 대변이 오래 머물게 되므로 변비가 생긴다.

또한 여성은 배란기부터 생리 때까지는 황체호르몬의 영향을 받게 되는데, 이때에도 변비가 많이 생긴다. 더구나 여성은 소위 무력체질인 경우가 많은데, 이런 여성들은 내장이 처져 있고, 대장에서 대변을 밀어내는 힘이 약해져 있다. 식사량도 여성은 남성에 비해 지나치게 적은 경향이 있고, 다이어트를 시작하면 더욱 적게 먹는 경우가 많은데, 이런 여성들은 대변의 양이 줄어들면서 변비가 생기는 경향이 있다. 이처럼 다양한 이유로 변비가 생기면 치질은 자연스럽게 뒤따른다.

임신 중에 치질이 심해지는 경우가 많다. 임신이 되면 황체호르몬의 작용이 왕성해지면서 변비가 더 심해지는 경향이 있기 때문이다. 더구나 임신 후반기에는 자궁이 점점 커지면서 장이 압박되어 변비가 심해지고, 혈액이 울체되어 혈액순환이 잘되지 않아서 치질이 심해질 수 있다.

마지막으로 출산 과정에서 치질은 더욱 심해질 수 있다. 출산을 할 때 무리하게 힘을 주기 때문에 항문정맥이 부풀어서 치질이 더욱 심해지는 것이다.

146

5) 치질 예방법

① **규칙적인 아침식사** : 가급적이면 아침식사를 하는 것이 좋다. 아침식사를 하면 위·대장 반사가 일어나서 배변이 원활해지기 때문이다. 아침밥을 먹지 않으면 위장병과 변비에 걸리기 쉽고, 변비가 있으면 치질이 생기기 때문에 치질을 예방하려면 규칙적으로 아침식사를 하는 것이 좋다.

② **금주(禁酒)** : 술은 치질에 절대적으로 해롭다. 술을 마시면 간의 기능이 떨어지고, 간으로 유입되어야 할 혈액이 항문정맥으로 몰리기 때문에 치질이 악화된다. 만취한 상태로 잠든 후 다음 날 치질이 하룻밤 사이에 악화된 것을 보면 음주가 치질에 악영향을 준다는 것을 알 수 있다. 따라서 치질을 예방하려면 술을 마시지 말아야 한다.

③ **규칙적인 움직임** : 의자에 오래 앉아 있으면 항문이 압박되고 항문 주변에 혈액이 울체되어 치질이 생기기 쉽다. 축구선수나 농구선수 등은 항문을 압박하는 시간이 적으므로 치질이 거의 없다. 그러나 운전을 오래하는 운전기사나 사무실 의자에 앉아서 오랜 시간 일하는 직장인들은 지속적으로 항문을 압박하는 형태의 생활을 하므로 치질에 걸리기 쉽다. 그러므로 치질을 예방하려면 장시간 앉아 있는 것을 피해야 한다.

④ **편안한 마음가짐** : 신경이 예민한 사람은 작은 일에도 민감하게 반응한다. 어떤 사람은 괴로운 일이 있으면 잠들지 못하고 불면증에 시달리기도 하는데, 이런 사람들에게는 정맥의 혈액울체가

나타나기 때문에 치질이 생길 수 있다. 따라서 항상 둥글둥글, 무던하게 지내도록 하자.

⑤ **잦은 목욕** : 목욕을 자주 하면 혈액순환이 촉진되고, 항문정맥의 혈액순환도 좋아진다. 따라서 치질을 예방하려면 따뜻한 물로 목욕을 자주 하거나 좌욕을 하는 것이 좋다.

⑥ **배변습관 개선** : 화장실에서 휴대폰을 보면서 앉아 있는 사람들이 있다. 화장실에 너무 오래 앉아 있으면 항문의 압력 상승이 지속되고 혈액순환이 잘되지 않기 때문에 치질이 생길 수 있다. 따라서 변의를 느끼면 참지 말고 가급적 빨리 화장실에 가서 대변을 보되, 5분 이내에 배변을 마치는 것이 좋다. 이때 손으로 배를 눌러주면 직장에 잔류된 변까지 완전히 배설할 수 있어 치질을 예방하는 데 도움이 된다.

6) 치질의 좌훈요법

《동의보감》에는 치질을 치료하는 방법을 다음과 같이 설명하고 있다.

① 5종의 치질과 치루에 농혈(膿血)이 나오는 것을 치료하는 데는 고슴도치가죽(자위피)과 석웅황(웅황), 약쑥[熟艾]을 함께 넣고 거칠게 가루 내어 쓰는데, 질그릇에 넣고 태우면서 그 위에 앉아 연기를 쏘인다. 3일이 지나서 다시 쏘여야 하는데 세 번만 하면 낫는다. 이때에는 닭과 돼지고기, 물고기, 날것, 찬 것, 독성이

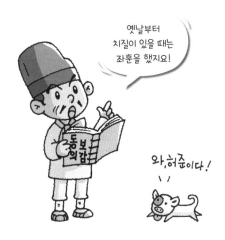

있는 음식을 먹지 말아야 한다.

② 5종의 치질과 치루를 치료하는 데는 뱀장어를 쓰는데 불에 태우면서 항문에 그 연기를 쏘이면 낫는다. 가물치로 하는 것도 좋다.

③ 또 한 가지 방법은 다음과 같다. 구덩이를 파고 여기에 죽은 뱀 1마리를 넣고 태우면서 그 위에 구멍이 있는 널판자를 덮는다. 그 다음 판자구멍 위에 앉아서 연기를 쏘이면 낫는다.

이처럼 치질과 치루 등 각종 항문질환에 김을 쏘이면 항문 주변의 충혈이 풀어지고 치질 크기가 줄어들어 없어지거나 딱지가 앉아 떨어지므로 어느 치료보다 효과도 빠르고 재발도 거의 없다.

치질을 치료하기 위해 좌훈을 할 때는 일주일에 3~4회 꾸준히 하는 것이 좋다. 좌훈을 2~3회 정도 하면 배변 중에 출혈과 통증이 완화되고, 10회 이상 하면 대부분 호전된다. 다만 좌훈을 하다 보면 증상이 더 심해지는 경우가 있는데, 이는 울혈(鬱血)이 완화되는 과정에서 나타나는 것이므로 걱정할 필요는 없다.

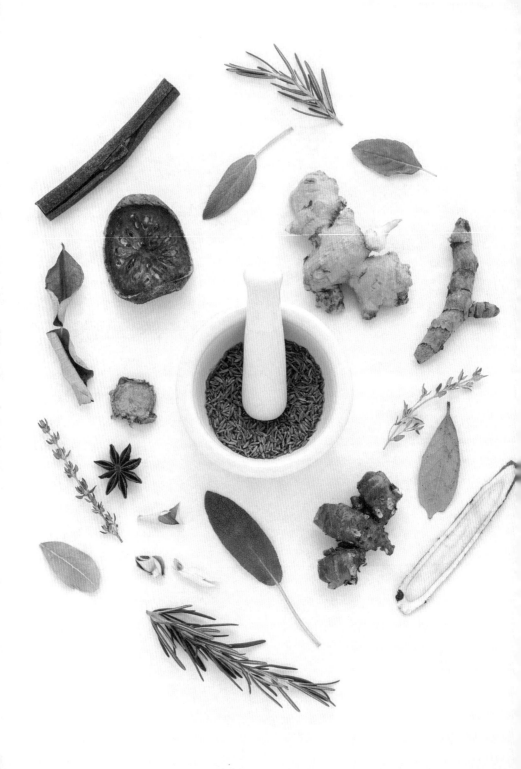

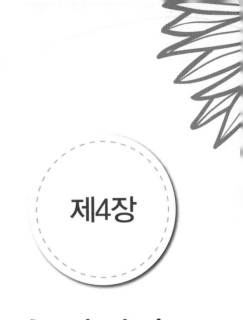

제4장

이런 것도 좋아진다!

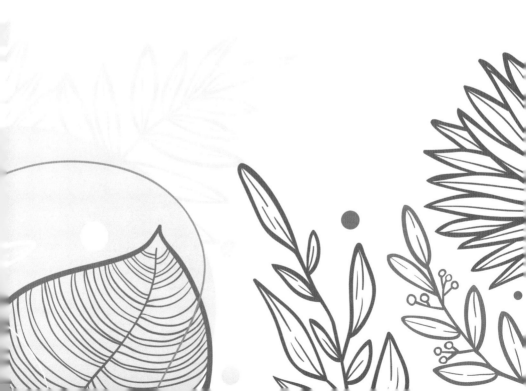

\# 어깨결림

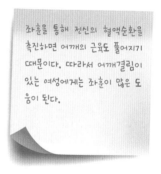

"병원에서는 아무런 문제가 없다는데, 왜 이렇게 아프죠?"

"어깨가 아파서 밤에 잠을 못 자요."

"낮에는 괜찮은데 밤에는 정말 견디기 힘들어요."

요즘 어깨결림을 호소하는 사람이 부쩍 늘어났다. 하루 종일 책상

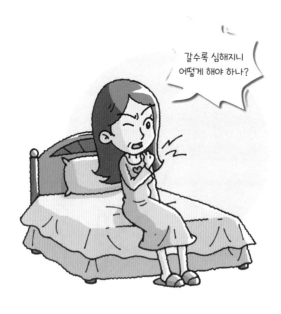

갈수록 심해지니 어떻게 해야 하나?

앞에 앉아서 일을 하는 사람이 늘고 있는 것도 원인 중 하나일 것이다. 여성은 나이가 들면서 어깨의 통증이나 결림을 호소하는 경우가 많다. 이는 나이가 들수록 근육이 퇴축되고 경직되기 때문이다. 따라서 검사에서는 아무런 문제점을 발견할 수 없어도 통증이나 결림이 나타나는 것이다.

근육의 위축과 경직을 풀기 위한 방법은 다양하지만 좌훈도 그중 하나이다. 좌훈을 통해 전신의 혈액순환을 촉진하면 어깨의 근육도 풀어지기 때문이다. 따라서 어깨결림이 있는 여성에게는 좌훈이 많은 도움이 된다.

부부관계 개선

평균수명이 점점 늘어나고 있다. 즉 자녀를 모두 출가시키고 부부가 함께 보내는 기간이 점차 길어지고 있는 것이다. 이는 역사상 어느 때보다 노년기의 성관계가 연장되었음을 의미한다.

길어진 노년기를 행복하게 보내기 위한 조건에는 여러 가지가 있겠으나 만족할 만한 성생활을 누리는 것은 매우 중요하다. 의학적으로도 성생활을 하는 노인이 그렇지 않은 노인에 비하여 삶의 만족도가

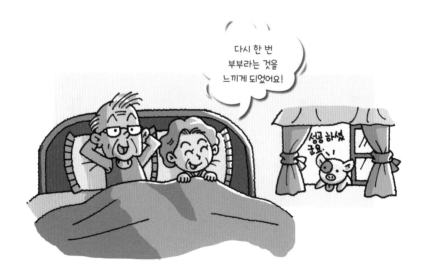

다시 한 번
부부라는 것을
느끼게 되었어요!

높은 것으로 밝혀져 성생활에 대한 노년층의 인식도와 삶의 만족도는 정비례한다고 할 수 있다.

만족할 만한 성생활은 부부 사이의 진정한 사랑이 전제되어야 한다. 그러나 사랑이 충만하더라도 나이가 들수록 진행되는 성기능의 약화는 어쩔 수가 없다. 특히 여성의 성기능 약화를 개선하는 약물이 없다는 것이 문제인데, 좌훈이 해답이 될 수 있다.

좌훈을 하면 생식기 주변의 혈액순환이 좋아지기 때문에 성욕도 강해지고 성생활의 만족감도 높아진다. 미인의 대명사인 양귀비도 좌훈으로 성감을 높였다는 말이 전해진다.

중국 황실에서는 좌훈으로 여성의 질을 강하게 수축시킴으로써 남성의 성감과 쾌감을 증대시키는 방법으로 사용하였다. 뿐만 아니라 약해진 질을 강하게 수축시켜 여성의 성감을 촉진시키는 방법으로 사용되었다고 한다. 이런 점에서 볼 때 노년기에 접어든 여성이나 중년 여성에게 좌훈은 필수적이라고 하겠다.

생식기 가려움증

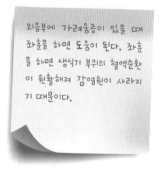

외음부에 가려움증이 생겨 말 못 할 고민을 갖고 사는 여성이 많다. 여성의 외음부는 여러 가지 원인에 의해 가려움증이 흔하게 생기는 부위이다. 진균증의 하나인 질칸디다증이 가장 흔한 원인이며 임신 중에도 잘 발생한다. 그 외의 원인으로는 트리코모나스질염, 생리대

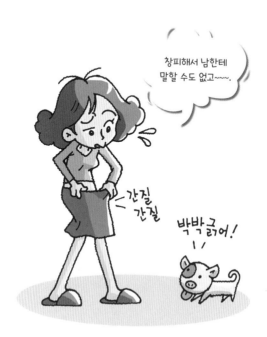

나 피임약, 질 세척액, 콘돔 등에 의한 접촉성피부염, 요실금, 당뇨병 등이 있다. 또한 중년 이후의 여성에게는 외음부에 색소가 침착되고 위축되는 경화성 위축성 태선이 흔한 원인이 될 수 있다. 외음부 가려움증은 신경성으로도 생길 수 있다.

　외음부에 가려움증이 있을 때 좌훈을 하면 도움이 된다. 좌훈을 하면 생식기 부위의 혈액순환이 원활해져 감염원이 사라지기 때문이다.

생리량이
   줄어든 경우

젊은 여성에게 생리량이 줄어드는 현상은 문제의 소지가 있다. 몸 전체적인 건강상태가 좋지 않다는 증거일 수 있고, 임신의 확률이 떨어질 수도 있다. 따라서 결혼 전에 생리량이 줄었을 때는 적절한 관리를 통해 정상으로 회복시켜 주어야 한다.

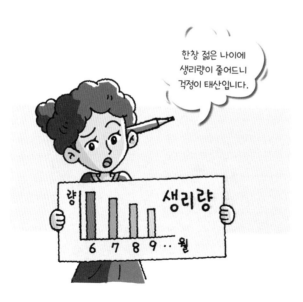

한창 젊은 나이에 생리량이 줄어드니 걱정이 태산입니다.

중년 여성에게 생리량이 줄어드는 것도 문제이다. 나이가 들면서 나타나는 자연적인 결과라면 문제가 없겠지만 자궁의 기능적인, 또는 기질적인 문제 때문에 생리량이 줄어들 수 있기 때문이다. 이 경우 전문병원에서 적절한 치료를 해야 하는데, 수술적인 치료가 필요한 경우가 아니라면 꾸준히 좌훈을 하는 것만으로도 증상이 현저하게 개선된다.

생리가 중단된 경우

규칙적이던 생리가 갑자기 중단되는 것은 몸에 문제가 생겼다는 신호이다. 예를 들어 중병에 걸렸거나 사고로 체력소모가 늘어난 경우에 생리가 중단될 수 있다. 또한 자궁에 문제가 있을 때도 생리가 중단된다. 따라서 임신기, 수유기, 폐경기(이후) 이외의 기간에 생리가 중단되었을 때는 원인을 찾아 적극적으로 치료해야 한다. 동시에 좌훈을 하면 빠른 기간 내에 생리가 정상화될 수 있고, 인체의 회복력도 좋아진다.

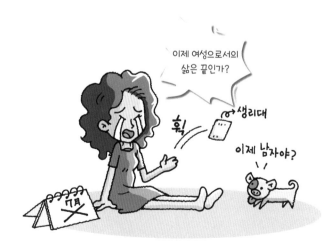

\# 불면증

습관적으로 잠을 이루지 못하는 증상, 잠들었다가도 반복적으로 깨는 증상, 깊은 잠에 빠지지 못하는 증상, 꿈을 많이 꾸는 증상 등 수면의 양과 질에 문제가 있는 것을 불면증이라고 한다. 불면증은 겪지 않은 사람이 알 수 없을 정도의 고통이 따른다. 또한 만성적인 불면상태는 두통을 유발하고 소화불량을 일으키며, 짜증을 잘 내는 등 신경쇠약 증상을 유발하기도 한다.

불면증을 치료하는 여러 방법이 있지만 좌훈을 하는 것도 많은 도움이 된다. 몸 전체의 혈액순환을 원활하게 해주면 마음이 안정되어 숙면을 취할 수 있기 때문이다.

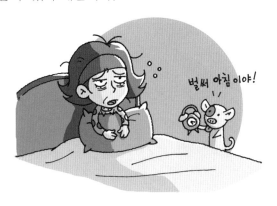

\# 요실금

요실금을 치료하는 방법으로 골반
저근을 강화하는 운동요법이 있는
데, 이 운동을 하면서 좌훈을 하
면 보다 큰 효과를 볼 수 있고, 인
내를 가지고 꾸준히 한다면 완
치에 이를 수 있다.

요실금은 자신의 의지와 관계없이 소변이 새는 질환이다. 그런데 소변만 새는 것이 아니다. 젊음도 새고 자신감도 함께 샌다. 요실금은 삶의 질을 떨어뜨리는 질환이므로 숨기지 말고 반드시 치료를 받아야 한다.

요실금을 치료하는 방법으로 골반저근을 강화하는 운동요법이 있는데, 이 운동을 하면서 좌훈을 하면 보다 큰 효과를 볼 수 있고, 인내를 가지고 꾸준히 한다면 완치에 이를 수 있다.

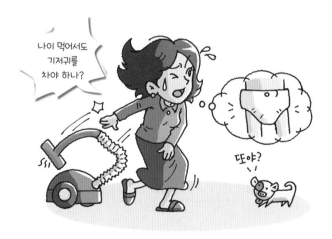

소화가 안되는 사람

좌훈을 하면 소화력이 좋아진다. 전신의 혈액순환이 좋아지면서 소화력이 좋아지기 때문이다. 특히 평소 추위를 많이 타면서 손발이 찬 사람에게 생긴 소화불량에는 좌훈이 최고의 치료법이다.

"나이가 들수록 소화가 안돼요."

"신경만 쓰면 체한 느낌이 듭니다."

"항상 더부룩하고 가스가 차요."

소화불량으로 고생하는 사람이 많다. 원인은 다양하겠지만 염증이나 기질적인 병변이 없음에도 만성적으로 소화가 잘되지 않는 것은

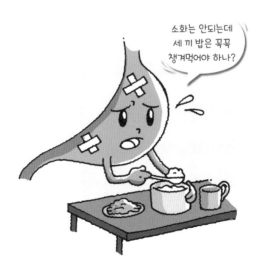

문제이다.

대체로 소화기능이 저하되어 있기 때문인데, 질병이나 과로 때문에 몸이 약해졌거나 나이가 들면서 소화기능이 떨어진 것, 또는 신경성으로 소화력이 약해진 것이 원인이라고 할 수 있다.

이 경우 좌훈을 하면 소화력이 좋아진다. 전신의 혈액순환이 좋아지면서 소화력이 좋아지기 때문이다. 특히 평소 추위를 많이 타면서 손발이 찬 사람에게 생긴 소화불량에는 좌훈이 최고의 치료법이다.

나잇살로
   걱정하는 사람

나이가 들면서 나잇살로 고민하는 사람들이 많다. 특히 인상마저 변하게 하는 얼굴의 나잇살은 최고의 골칫거리라고 하겠다.

나잇살은 나이가 들면서 점차 증가하는 체지방 때문에 나타나는 현

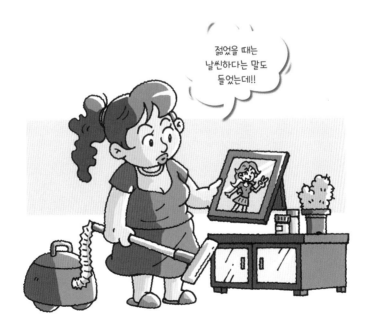

상이다. 30세가 넘어가면서 우리 몸에는 지방이 자연스럽게 늘어나게 되는데, 해마다 1%씩 기초대사량이 떨어지면서 같은 양의 음식을 먹고 똑같이 움직여도 살이 찌는 것을 막을 수 없게 된다.

좌훈을 하면 나잇살의 고민에서 벗어날 수 있다. 좌훈으로 몸을 따뜻하게 하면 전신의 혈액순환이 촉진되면서 혈색이 좋아지는 것은 물론이고 체지방이 연소되기 때문에 나잇살이 점차 빠진다.

전립선질환

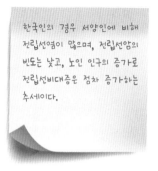

한국인의 경우 서양인에 비해 전립선염이 많으며, 전립선암의 빈도는 낮고, 노인 인구의 증가로 전립선비대증은 점차 증가하는 추세이다.

전립선질환은 비뇨생식기 질환 중에서 가장 흔한 질환이며, 전체 남성의 15~20%는 전립선질환에 노출되어 있다고 한다. 특히 인구의 고령화와 식생활의 서구화는 전립선질환을 일으키는 주요한 원인으로 작용한다.

대표적인 전립선질환으로는 전립선비대증, 전립선염, 전립선암이

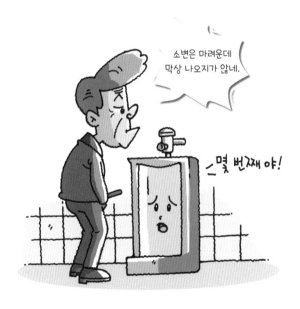

있다. 한국인의 경우 서양인에 비해 전립선염이 많으며, 전립선암의 빈도는 낮고, 노인 인구의 증가로 전립선비대증은 점차 증가하는 추세이다.

전립선염은 만성질환이다. 만성 전립선염의 경우 항생제를 투여해도 치료 효과를 얻지 못하는 경우가 있는데, 이는 비세균성 염증인 데다가 전립선이 특수한 지방세포로 구성되어 약물의 침투가 어렵기 때문이다. 이런 문제점 때문에 좌훈의 필요성이 부각된다고 할 수 있다.

좌훈을 하면 원적외선이 깊숙이 침투하여 전립선 부위의 혈액순환을 개선하고 면역력을 강화하여 전립선염이 비교적 쉽게 개선된다.

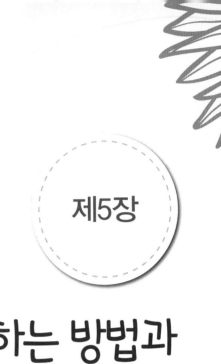

제5장

좌훈하는 방법과
치료 사례

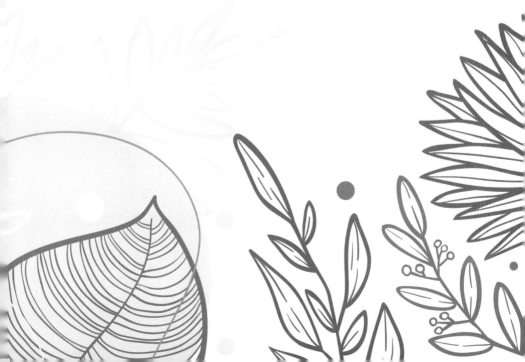

\# 좌훈은 이렇게!

일단 좌훈을 시작하면 꾸준히 하는 것이 중요하다. 어떤 약이나 치료법도 한 번에 효과를 보는 경우는 많지 않다. 특히 좌훈이 필요한 질환은 만성적인 경우가 많기 때문에 더욱 그렇다.

일단 좌훈을 시작하면 꾸준히 하는 것이 중요하다. 어떤 약이나 치료법도 한 번에 효과를 보는 경우는 많지 않다. 특히 좌훈이 필요한 질환은 만성적인 경우가 많기 때문에 더욱 그렇다.

좌훈을 할 때는 하의(下衣)를 벗고 좌훈기에서 나오는 열과 김이 회음혈 주위에 직접 영향을 주게 해야 한다. 그리고 얼굴과 머리를 제외하고 몸 전체를 가운으로 덮는 것이 좋다. 이렇게 해야 몸에서 열이 빠져나가지 않기 때문이다. 좌훈을 하는 동안에 몸을 따뜻하게 하는 차나 음료를 마시면 좌훈의 효과가 배가된다.

좌훈을 하면서 족욕(足浴)을 하면 더욱 효과가 좋다. 족욕 또한 전신의 혈액순환을 촉진하는 좋은 치료법이기 때문이다.

좌훈을 마치고 1시간 정도는 몸을 따뜻하게 유지하는 것이 좋다. 혈액순환이 촉진되고 몸이 따뜻해진 상태가 지속되어야 좌훈의 효과가 커지기 때문이다. 좌훈을 하면 땀이 많이 나는데, 바로 샤워하지 말고 2시간 이후에 샤워를 하는 것이 좋다. 바로 샤워를 하면 몸이 차가워져서 좌훈의 효과가 떨어지기 때문이다.

좌훈할 때 주의사항

좌훈을 하는 도중에 이상 증상이 나타날 때는 곧바로 중단해야 한다. 보통은 큰 부작용이 없지만 개인의 몸 상태와 질병의 종류에 따라 좌훈이 맞지 않을 수 있다.

좌훈은 1회에 40분 정도 지속하는 것이 적당하다. 과유불급(過猶不及)이라는 말처럼 1시간 이상 무리하게 하는 것은 좋지 않다.

좌훈을 하는 도중에 이상 증상이 나타날 때는 곧바로 중단해야 한다. 보통은 큰 부작용이 없지만 개인의 몸 상태와 질병의 종류에 따라 좌훈이 맞지 않을 수 있다.

좌훈을 하는 온도가 너무 높은 상태에서 오래 앉아 있으면 화상을 입을 수 있으므로 주의해야 한다.

당뇨병이 있는 사람이 좌훈을 할 때는 저온화상을 입을 우려가 있으니 주의해야 한다.

좌훈을 하면서 통증이나 출혈이 나타나면 즉시 중지해야 한다.

불임증을 치료하기 위해 좌훈을 하다가 임신이 되었다면 좌훈을 중단해도 된다.

냉증(冷症)

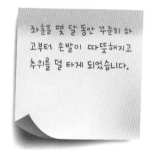

좌훈을 몇 달 동안 꾸준히 하고부터 손발이 따뜻해지고 추위를 덜 타게 되었습니다.

　손발이 너무 차가워서 겨울을 나기가 힘들었어요. 잘 때는 반드시 양말을 신어야 했고, 여름에도 손발이 시리고 한기(寒氣)를 느끼기 때문에 반팔 옷을 입지 않았죠. 그런데 좌훈을 몇 달 동안 꾸준히 하고부터 손발이 따뜻해지고 추위를 덜 타게 되었습니다. 너무 신기한 일이 아닐 수 없어요. 지금까지 여러 치료를 받았지만 좌훈만큼 좋은 치료는 없는 것 같아요.

36세, 직장인

＃ 생식기 가려움증

여성의 은밀한 곳이 가려워서 오랫동안 고생했어요. 누구에게 속 시원하게 말도 못하고 심할 때마다 병원에 가서 약을 먹으면서 버티 곤 했죠. 그런데 어느 날 집 앞에 좌훈을 하는 곳이 생겨서 호기심에 시작했어요. 처음에는 의구심이 들었지만 조금씩 좋아지는 것 같아 꾸준히 3개월 동안 했더니 가려움증이 완전히 없어졌어요. 좌훈의 효 과가 정말 큰 것 같아요.

48세, 주부

\# 대하증(帶下症)

냉이 많아서 항상 속옷이 젖어 있었죠. 일상생활이 너무 불편해서 이것저것 찾아보다가 좌훈을 하게 되었어요. 그런데 놀랍게도 좌훈을 3개월 동안 했더니 완전히 정상으로 돌아왔어요. 손발도 따뜻해지고 컨디션이 좋아지니 항상 웃고 다니게 되었습니다. 지금은 저희 딸도 생리통 때문에 좌훈을 하고 있습니다.

40세, 주부

예전부터 냉이 많았는데 다른 사람도 그렇겠지 생각하면서 크게 신경 쓰지 않았어요. 그러던 중 좌훈을 하면 냉이 줄어든다는 말을 듣고 하게 되었는데, 좌훈을 하면 확실히 냉이 줄어들고 색도 옅어지는 것을 느낄 수 있어요. 꾸준히 하면 완전히 좋아질 것 같아요.

29세, 직장인

불임증

결혼한 지 3년이 지나도록 임신이 되지 않아서 마음이 조급했어요. 별다른 검사나 치료를 하지 않은 상태에서 아는 분의 소개로 무작정 좌훈을 하게 되었어요. 여자는 아랫배가 따뜻해야 임신이 잘 된다는 말을 많이 들었거든요. 놀랍게도 좌훈을 3개월 정도 한 이후에 임신이 되었어요. 좌훈을 하면서 아랫배가 따뜻해져서 임신이 되었다고 생각하기 때문에 불임증으로 고생하는 분들에게 좌훈을 추천해주고 싶어요.

32세, 직장인

생리불순

좌훈을 하고부터는 생리혈이 맑아지고 검게 나오는 일이 없어졌어요. 가끔 아랫배가 단단하게 뭉치는 일이 있었는데, 그것도 좋아지고 전체적으로 컨디션이 좋아진 느낌입니다.

저는 생리량이 매우 적은 편이었는데, 좌훈을 하고부터 생리량이 늘었어요. 생리 기간이 5일에서 1주일 정도 되어야 정상이라고 하는데, 저는 3일 만에 끝났고 생리량도 매우 적었습니다. 그런데 좌훈을 하면서 생리량이 늘었을 뿐 아니라 생리 기간도 길어지고 생리혈도 선명해졌어요. 또한 몸이 따뜻해지면서 손발이 따뜻해지니 기분도 좋아집니다.

33세, 직장인

저는 본래 생리량이 적어서 정상이 아니라는 생각을 늘 하고 있었는데, 좌훈을 하고부터 생리량이 늘었습니다. 그뿐 아니라 생리를 하고 난 후에는 개운한 느낌이라고 할 수 있을 정도로 기분이 좋아졌어요. 손발이 찬 것도 많이 좋아져서 요즘처럼 추운 날씨에도 잘 지내고 있습니다.

29세, 직장인

어느 때부터인지 생리혈이 검게 나오는 것이 기분이 좋지 않았는데, 좌훈이 좋다는 말을 듣고 좌훈을 하고부터는 생리혈이 맑아지고 검게 나오는 일이 없어졌어요. 가끔 아랫배가 단단하게 뭉치는 일이 있었는데, 그것도 좋아지고 전체적으로 컨디션이 좋아진 느낌입니다.

34세, 주부

생리통

좌훈을 하기 전에는 생리통이 너무 심해서 진통제를 복용하지 않고는 견딜 수가 없었어요. 그런데 좌훈을 한 달 정도 했더니 생리통이 말끔히 없어졌고 손발 차가웠던 것도 좋아져 너무 좋습니다.

　예전부터 좌훈이 좋다는 말은 많이 들었는데, 근처에 좌훈을 하는 곳이 없어서 잊고 살다가 새로 이사한 곳 주위에 좌훈방이 있어 꾸준히 하게 되었습니다.

　좌훈을 하기 전에는 생리통이 너무 심해서 진통제를 복용하지 않고는 견딜 수가 없었어요. 그런데 좌훈을 한 달 정도 했더니 생리통이 말끔히 없어졌고 손발 차가웠던 것도 좋아져 너무 좋습니다. 이제는 좌훈 전도사로 활동해야 할 것 같아요.

28세, 학생

손발저림

늘 피로에 짓눌려 있었고 자고 일어나면 얼굴이 붓는 증상과 손발이 저리는 증상이 있었는데, 좌훈을 하고부터 피로감이 줄어들고 손발저림과 부종도 없어졌어요.

엄마의 권유로 좌훈을 하게 되었는데, 생각했던 것보다 효과가 좋아서 지금은 좌훈 마니아(mania)가 되었습니다. 저는 늘 피로에 짓눌려 있었고 자고 일어나면 얼굴이 붓는 증상과 손발이 저리는 증상을 가지고 있었어요. 그런데 좌훈을 하고부터 모든 것이 달라졌습니다. 피로감이 줄어들고 손발저림과 부종도 없어졌어요. 너무 신기해서 주기적으로 좌훈을 할 생각입니다.

32세, 주부

피부 트러블

　피부가 좋지 않았어요. 그래서 피부과에서 치료도 했고 피부관리실에서 관리도 받았죠. 그런데 좋아지는 듯하다가 시간이 지나면 다시 본래대로 돌아가더군요. 그러던 중 아는 분의 권유로 좌훈을 하게 되었는데, 좌훈을 하면서부터 몸이 가벼워지고 피부도 좋아지는 것을 느꼈어요.

25세, 직장인

　피부 트러블이 심한 편은 아니지만 나이가 들수록 주름살이 늘어나는 것이 못마땅한 평범한 주부입니다. 20대 젊은 여성처럼 고운 피부를 갈망하며 좌훈을 시작했는데, 신기한 일이 벌어졌어요. 보는 사람마다 피부가 좋아졌다고 해요. "화장품을 바꿨느냐?", "어느 관리실 다니느냐?" 이런 질문이 쏟아졌죠. 좌훈이 피부에 탄력을 주는 것이 확실해요.

35세, 주부

180

＃ 변비

처녀 때부터 변비로 고생을 많이 했어요. 변비에 좋다는 것은 모두 해봤을 정도로 심했는데, 좌훈을 하고 난 이후로 언제 변비가 있었는지 모를 정도로 좋아졌어요. 아랫배가 따뜻해지고 손발도 따뜻해지면서 컨디션까지 좋아져서 하루하루 즐겁게 생활하고 있습니다. 변비로 고생하는 분들에게 꼭 추천하고 싶습니다.

30세, 주부

고등학교 때부터 신경성 변비로 고생을 많이 했어요. 배가 아플 때도 있고, 변비 때문인지 피부 트러블이 심해지기도 했지요. 대학생활을 하면 좋아질 거라고 생각했는데 여전하더군요. 그러다가 아는 언니의 소개로 좌훈을 하게 되었는데, 두세 번 좌훈을 한 이후로 하루에 한 번씩 변을 보게 되었고 피부 트러블도 좋아졌어요.

21세, 학생

저는 생리통이 있고 혈액순환이 잘되지 않아서 손발도 찬 편이고 변비도 엄청 심했습니다. 그러던 중 방송에서 좌훈에 관한 프로그램을 시청하게 되었고, 그때부터 좌훈을 하게 되었습니다. 1개월 정도 좌훈을 했더니 우선 변비가 개선되었고 손발도 따뜻해졌으며 생리통이 많이 줄어들었어요. 직장 여성들이 오래 앉아 있고 운동량이 적다보니 생리통과 변비가 많이 생긴다고 하는데, 이런 경우에 좌훈이 좋다고 생각합니다.

29세, 직장인

부부관계 개선

좌훈을 하면서 몸이 가벼워졌고, 자연스럽게 부부관계를 하게 되었는데 오랜만에 좋은 시간을 보냈어요.

나이가 들면서 부부관계를 갖는 횟수가 줄었고 몇 년 전부터는 일절 하지 않고 있었는데, 좌훈이 여자에게 좋다는 말을 듣고 하기 시작했어요. 그런데 신기하게도 좌훈을 하면서 몸이 가벼워졌고, 자연스럽게 부부관계를 하게 되었는데 오랜만에 좋은 시간을 보냈어요. 어릴 적에 동네 아줌마들이 좌훈을 하는 것을 보기만 했는데, 실제로 해보니 너무 좋았습니다.

60세, 주부

복부비만

좌훈이 좋다는 말을 듣고 해보기로 했어요. 본래 아픈 곳이 없어서 그런지 그렇게 좋아졌다는 느낌은 없는데, 뱃살이 빠졌다는 느낌은 확실한 것 같아요. 예전에 딱 맞았던 바지를 입으면 이제 여유가 생기거든요. 꾸준히 운동을 해도 잘 빠지지 않았는데 좌훈이 참 신기할 따름입니다.

50세, 주부

소화불량

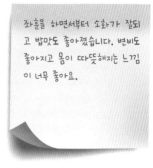

좌훈을 하면서부터 소화가 잘되고 밥맛도 좋아졌습니다. 변비도 좋아지고 몸이 따뜻해지는 느낌이 너무 좋아요.

처녀 때부터 소화가 잘되지 않고 밥을 조금만 먹어도 더부룩해지고 가스가 차는 증상이 있었어요. 체질 탓을 하면서도 소화제를 항상 끼고 살았는데, 좌훈을 하면서부터 소화가 잘되고 밥맛도 좋아졌습니다. 변비도 좋아지고 몸이 따뜻해지는 느낌이 너무 좋아요.

37세, 주부

＃ 불면증

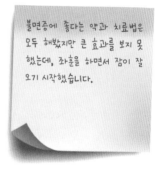

불면증에 좋다는 약과 치료법은 모두 해봤지만 큰 효과를 보지 못했는데, 좌훈을 하면서 잠이 잘 오기 시작했습니다.

 신경이 예민한 편이라서 불면증으로 오랫동안 고생했어요. 잠귀가 밝아서 작은 소리에도 잠이 깨고, 한번 잠에서 깨면 다시 자는 것이 무척 어려웠죠. 불면증에 좋다는 약과 치료법은 모두 해봤지만 큰 효과를 보지 못했는데, 좌훈을 하면서 잠이 잘 오기 시작했습니다. 계속 잠을 잘 자게 될지는 알 수 없으나 좌훈은 분명 불면증에 효과가 있는 것 같습니다.

41세, 주부

요실금

몇 년 전부터 생긴 요실금으로 약도 먹어보고 수술도 고려했으나 고민만 하고 있었죠. 좌훈을 하면 좋아질 수도 있다는 말을 듣고 하게 되었는데, 기대 이상으로 효과를 보고 있어요.

    몇 년 전부터 생긴 요실금으로 약을 복용했어요. 수술도 고려했으나 그 정도까지는 아니어서 고민만 하고 있었죠. 그러던 중 친구가 좌훈을 하면 좋아질 수도 있다는 말을 하기에 속는 셈 치고 하게 되었는데, 기대 이상으로 효과를 보고 있어요. 그뿐 아니라 괄약근의 탄력이 좋아졌는지 부부생활에도 도움이 되는 듯합니다.

45세, 주부

자궁근종

종합검진을 받은 결과 자궁근종이 있다는 소리에 너무 놀랐어요. 어디가 아프다거나 하는 증상이 뚜렷하게 나타나지 않은 상태이고, 아직은 크기가 작아서 수술을 고려하지 않고 있지만 걱정이 많이 되더군요. 그러던 중에 친구가 좌훈을 꾸준히 하는 것이 어떠냐고 권유를 하였고, 이후로 두 달 반 동안 꾸준히 좌훈을 하였습니다. 그리고 다시 병원 검사를 받았는데 근종이 흔적도 없이 사라졌다는 말을 듣게 되어 날아갈 듯이 기뻤습니다. 모든 여성에게 좌훈을 권하고 싶습니다.

45세, 주부

자궁근종의 크기가 5cm 정도 되었었는데, 좌훈을 하고 난 이후에 4.2cm로 줄었어요. 완전히 없어진 것은 아니지만 좌훈을 계속하면 더 작아질 것으로 기대합니다. 이 외에도 좌훈을 하니 몸이 따뜻해져서 좋고 피곤함도 없어지고 체력도 좋아지는 것 같아요. 중년 여성에게 좌훈만큼 좋은 것이 없다고 생각해요.

42세, 주부

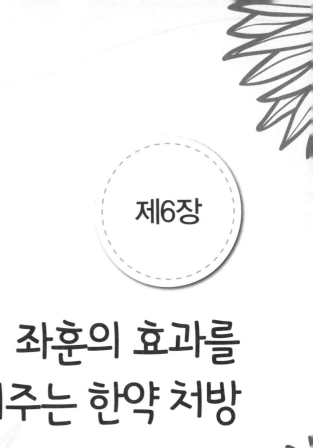

제6장

좌훈의 효과를
높여주는 한약 처방

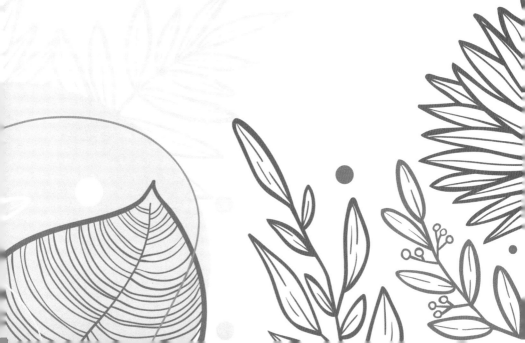

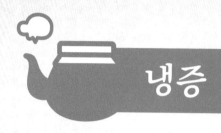

냉증

【 이중탕 】

좌훈을 하면서 복용하면 냉증을 치료하는 데 큰 도움이 된다. 이중탕은 추위를 많이 타고 소화력이 약한 사람에게 보다 적합한 처방이다. 좌훈을 하면서 1개월 이상 꾸준하게 복용하는 것이 좋다.

조제 및 복용법

오른쪽 처방의 용량은 1첩에 해당하며 곱하기 20을 하면 1제가 된다. 1제는 하루 3번 복용하는 것을 기준으로 10일분에 해당한다. 따라서 인삼 160g, 백출 160g, 건강 160g, 감초 80g에 물 5L를 붓고 중불로 1~2시간 달여 물이 3L 정도 되게 한다. 이것을 10일 동안 나누어 마시는데, 한 번에 100mL씩 하루 3번 공복에 마신다. 유리병에 담아 냉장고에 보관했다가 데워서 마신다.

※ 약재를 버리지 말고 다시 달이면 묽은 약액(藥液)이 나온다. 여기에 꿀이나 조청을 타서 수시로 차처럼 마신다.

약초 처방 인삼·백출·건강 각 8g, 감초 4g

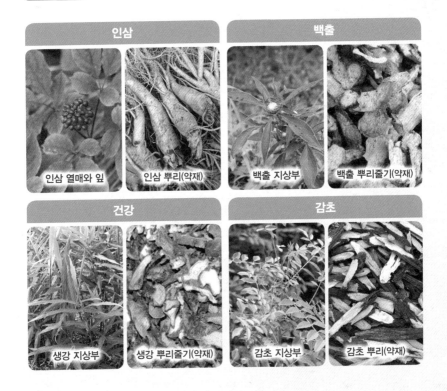

인삼

인삼 열매와 잎

인삼 뿌리(약재)

백출

백출 지상부

백출 뿌리줄기(약재)

건강

생강 지상부

생강 뿌리줄기(약재)

감초

감초 지상부

감초 뿌리(약재)

생리통

【 칠제향부환 】

좌훈을 하면서 복용하면 생리통을 치료하는 데 큰 도움이 된다. 평소 스트레스를 많이 받는 사람, 성격이 예민한 사람에게 보다 적합한 처방이다. 좌훈을 하면서 1개월 이상 꾸준하게 복용하는 것이 좋다.

조제 및 복용법

향부자 80g과 당귀 80g을 항아리에 넣고 술로 담근다. 향부자 80g과 봉출 80g을 항아리에 넣고 아이의 소변으로 담근다. 향부자 80g과 목단피 40g, 애엽 40g을 항아리에 넣고 쌀뜨물로 담근다. 향부자 80g과 오약 80g을 항아리에 넣고 쌀뜨물로 담근다. 향부자 80g과 천궁 40g, 현호색 40g을 항아리에 넣고 물로 담근다. 향부자 80g과 삼릉 40g, 시호 40g을 항아리에 넣고 식초로 담근다. 향부자 80g과 홍화 40g, 오매 40g을 항아리에 넣고 소금물로 담근다. 이렇게 7개의 항아리에 각각 담가서 봄에는 5일, 여름에는 3일, 가을에는 7일, 겨울에는 10일 동안 둔다. 그런 다음 다른 약초는 버리고 향부자만 꺼내어 볕에 말리고 분말하여 녹두 크기의 환을 만든다. 이것을 1회에 50개씩 하루 2번 공복에 먹는다.

약초 처방 향부자 560g, 당귀·봉출·오약 각 80g, 목단피·애엽·천궁·현호색·삼릉·시호·홍화·오매 각 40g

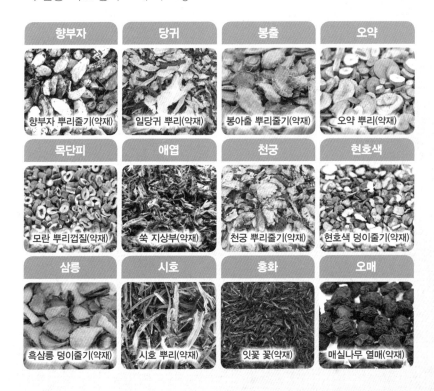

향부자	당귀	봉출	오약
향부자 뿌리줄기(약재)	일당귀 뿌리(약재)	봉아출 뿌리줄기(약재)	오약 뿌리(약재)

목단피	애엽	천궁	현호색
모란 뿌리껍질(약재)	쑥 지상부(약재)	천궁 뿌리줄기(약재)	현호색 덩이줄기(약재)

삼릉	시호	홍화	오매
흑삼릉 덩이줄기(약재)	시호 뿌리(약재)	잇꽃 꽃(약재)	매실나무 열매(약재)

생리전증후군

【 오적산 】

좌훈을 하면서 복용하면 생리전증후군을 치료하는 데 큰 도움이 된다. 평소 몸이 차고 소화불량이 있는 사람에게 보다 적합한 처방이다. 좌훈을 하면서 1개월 이상 꾸준하게 복용하는 것이 좋다.

조제 및 복용법 오른쪽 처방의 용량은 1첩에 해당하며 곱하기 20을 하면 1제가 된다. 1제는 하루 3번 복용하는 것을 기준으로 10일분에 해당한다. 따라서 창출 160g, 마황 80g, 진피 80g, 후박 60g, 길경 60g, 지각 60g, 당귀 60g, 건강 60g, 백작약 60g, 백복령 60g, 천궁 50g, 백지 50g, 반하 50g, 계피 50g, 감초 40g, 생강 60편, 총백 60본에 물 6L를 붓고 중불로 1~2시간 달여 물이 3L 정도 되게 한다. 이것을 10일 동안 나누어 마시는데, 한 번에 100mL씩 하루 3번 공복에 마신다. 유리병에 담아 냉장고에 보관했다가 데워서 마신다.

※ 약재를 버리지 말고 다시 달이면 묽은 약액(藥液)이 나온다. 여기에 꿀이나 조청을 타서 수시로 차처럼 마신다.

약초 처방 창출 8g, 마황·진피 각 4g, 후박·길경·지각·당귀·건강·백작약·
백복령 각 3g, 천궁·백지·반하·계피 각 2.5g, 감초 2g, 생강 3편, 총백 3본

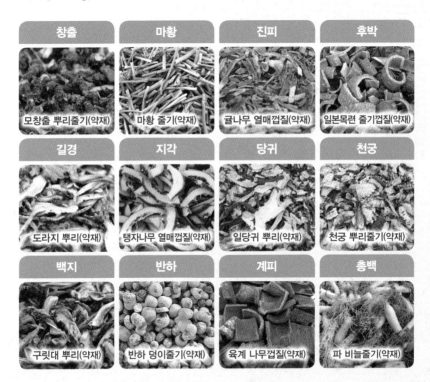

창출	마황	진피	후박
모창출 뿌리줄기(약재)	마황 줄기(약재)	귤나무 열매껍질(약재)	일본목련 줄기껍질(약재)

길경	지각	당귀	천궁
도라지 뿌리(약재)	탱자나무 열매껍질(약재)	일당귀 뿌리(약재)	천궁 뿌리줄기(약재)

백지	반하	계피	총백
구릿대 뿌리(약재)	반하 덩이줄기(약재)	육계 나무껍질(약재)	파 비늘줄기(약재)

생리불순

【 사물탕 】

좌훈을 하면서 복용하면 생리불순을 치료하는 데 큰 도움이 된다. 혈색이 없고 어지럼증이 있는 사람에게 보다 적합한 처방이다. 좌훈을 하면서 1개월 이상 꾸준하게 복용하는 것이 좋다.

오른쪽 처방의 용량은 1첩에 해당하며 곱하기 20을 하면 1제가 된다. 1제는 하루 3번 복용하는 것을 기준으로 10일분에 해당한다. 따라서 숙지황 120g, 작약 120g, 천궁 120g, 당귀 120g에 물 5L를 붓고 중불로 1~2시간 달여 물이 3L 정도 되게 한다. 이것을 10일 동안 나누어 마시는데, 한 번에 100mL씩 하루 3번 공복에 마신다. 유리병에 담아 냉장고에 보관했다가 데워서 마신다.

※ 약재를 버리지 말고 다시 달이면 묽은 약액(藥液)이 나온다. 여기에 꿀이나 조청을 타서 수시로 차처럼 마신다.

약초 처방 숙지황·작약·천궁·당귀 각 6g

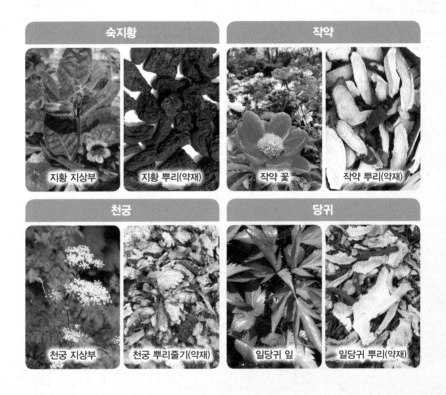

숙지황		작약	
지황 지상부	지황 뿌리(약재)	작약 꽃	작약 뿌리(약재)
천궁		당귀	
천궁 지상부	천궁 뿌리줄기(약재)	일당귀 잎	일당귀 뿌리(약재)

불임증

【 조경종옥탕 】

좌훈을 하면서 복용하면 불임증을 치료하는 데 큰 도움이 된다. 몸이 약하고 스트레스를 많이 받는 사람에게 보다 적합한 처방이다. 좌훈을 하면서 1개월 이상 꾸준하게 복용하는 것이 좋다.

오른쪽 처방의 용량은 1첩에 해당하며 곱하기 20을 하면 1제가 된다. 1제는 하루 3번 복용하는 것을 기준으로 10일분에 해당한다. 따라서 숙지황 120g, 향부자 120g, 당귀신 80g, 오수유 80g, 천궁 80g, 백작약 60g, 백복령 60g, 진피 60g, 현호색 60g, 목단피 60g, 건강 60g, 관계 40g, 애엽 40g, 생강 60편에 물 6L를 붓고 중불로 1∼2시간 달여 물이 3L 정도 되게 한다. 이것을 10일 동안 나누어 마시는데, 한 번에 100mL씩 하루 3번 공복에 마신다. 유리병에 담아 냉장고에 보관했다가 데워서 마신다.

※ 약재를 버리지 말고 다시 달이면 묽은 약액(藥液)이 나온다. 여기에 꿀이나 조청을 타서 수시로 차처럼 마신다.

약초 처방 숙지황·향부자 각 6g, 당귀신·오수유·천궁 각 4g, 백작약·백복령·진피·현호색·목단피·건강 각 3g, 관계·애엽 각 2g, 생강 3편

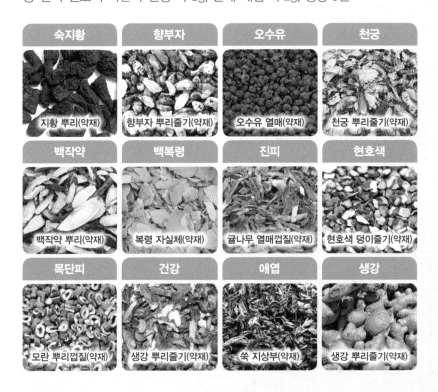

숙지황	향부자	오수유	천궁
지황 뿌리(약재)	향부자 뿌리줄기(약재)	오수유 열매(약재)	천궁 뿌리줄기(약재)

백작약	백복령	진피	현호색
백작약 뿌리(약재)	복령 자실체(약재)	귤나무 열매껍질(약재)	현호색 덩이줄기(약재)

목단피	건강	애엽	생강
모란 뿌리껍질(약재)	생강 뿌리줄기(약재)	쑥 지상부(약재)	생강 뿌리줄기(약재)

자궁근종

【 귀출파징탕 】

좌훈을 하면서 복용하면 자궁근종을 치료하는 데 큰 도움이 된다. 스트레스를 많이 받고 혈액순환이 잘되지 않는 사람에게 보다 적합한 처방이다. 좌훈을 하면서 1개월 이상 꾸준하게 복용하는 것이 좋다.

조제 및 복용법

오른쪽 처방의 용량은 1첩에 해당하며 곱하기 20을 하면 1제가 된다. 1제는 하루 3번 복용하는 것을 기준으로 10일분에 해당한다. 따라서 향부자 90g, 삼릉 60g, 봉출 60g, 적작약 60g, 백작약 60g, 당귀미 60g, 청피 60g, 오약 40g, 홍화 30g, 소목 30g, 육계 30g에 물 6L를 붓고 중불로 1~2시간 달여 물이 3L 정도 되게 한다. 이것을 10일 동안 나누어 마시는데, 한 번에 100mL씩 하루 3번 공복에 마신다. 유리병에 담아 냉장고에 보관했다가 데워서 마신다.

※ 약재를 버리지 말고 다시 달이면 묽은 약액(藥液)이 나온다. 여기에 꿀이나 조청을 타서 수시로 차처럼 마신다.

약초 처방 향부자 4.5g, 삼릉·봉출·적작약·백작약·당귀미·청피 각 3g, 오약 2g, 홍화·소목·육계 각 1.5g

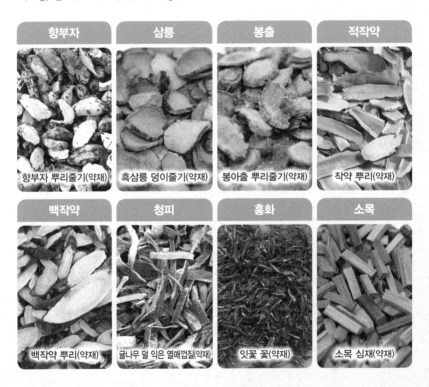

향부자	삼릉	봉출	적작약
향부자 뿌리줄기(약재)	흑삼릉 덩이줄기(약재)	봉아출 뿌리줄기(약재)	작약 뿌리(약재)

백작약	청피	홍화	소목
백작약 뿌리(약재)	귤나무 덜 익은 열매껍질(약재)	잇꽃 꽃(약재)	소목 심재(약재)

자궁내막증

【 온경탕 】

좌훈을 하면서 복용하면 자궁내막증을 치료하는 데 큰 도움이 된다.
몸이 약하고 스트레스를 많이 받는 사람에게 보다 적합한 처방이다.
좌훈을 하면서 1개월 이상 꾸준하게 복용하는 것이 좋다.

조제 및 복용법

오른쪽 처방의 용량은 1첩에 해당하며 곱하기 20을 하면 1제가 된다. 1제는 하루 3번 복용하는 것을 기준으로 10일분에 해당한다. 따라서 맥문동 160g, 당귀 80g, 천궁 80g, 백작약 80g, 반하 80g, 목단피 80g, 계지 80g, 아교 80g, 인삼 80g, 감초 80g, 오수유 60g, 생강 60편에 물 6L를 붓고 중불로 1~2시간 달여 물이 3L 정도 되게 한다. 이것을 10일 동안 나누어 마시는데, 한 번에 100mL씩 하루 3번 공복에 마신다. 유리병에 담아 냉장고에 보관했다가 데워서 마신다.

※ 약재를 버리지 말고 다시 달이면 묽은 약액(藥液)이 나온다. 여기에 꿀이나 조청을 타서 수시로 차처럼 마신다.

약초 처방 맥문동 8g, 당귀·천궁·백작약·반하·목단피·계지·아교·인삼·감초 각 4g, 오수유 3g, 생강 3편

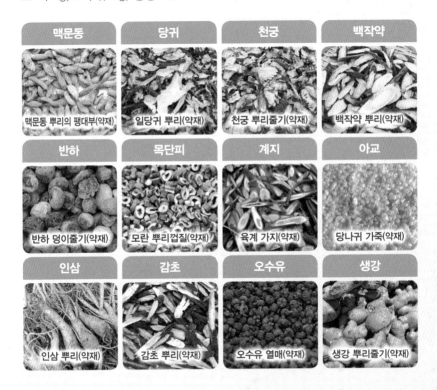

맥문동	당귀	천궁	백작약
맥문동 뿌리의 팽대부(약재)	일당귀 뿌리(약재)	천궁 뿌리줄기(약재)	백작약 뿌리(약재)

반하	목단피	계지	아교
반하 덩이줄기(약재)	모란 뿌리껍질(약재)	육계 가지(약재)	당나귀 가죽(약재)

인삼	감초	오수유	생강
인삼 뿌리(약재)	감초 뿌리(약재)	오수유 열매(약재)	생강 뿌리줄기(약재)

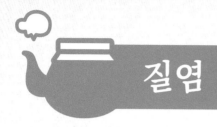

질염

【 용담사간탕 】

좌훈을 하면서 복용하면 질염을 치료하는 데 큰 도움이 된다. 스트레스를 많이 받는 사람에게 보다 적합한 처방이다. 좌훈을 하면서 일주일 이상 꾸준하게 복용하는 것이 좋다.

오른쪽 처방의 용량은 1첩에 해당하며 곱하기 20을 하면 1제가 된다. 1제는 하루 3번 복용하는 것을 기준으로 10일분에 해당한다. 따라서 용담초 80g, 시호 80g, 택사 80g, 목통 40g, 차전자 40g, 적복령 40g, 생지황 40g, 당귀 40g, 치자 40g, 황금 40g, 감초 40g에 물 5L를 붓고 중불로 1~2시간 달여 물이 3L 정도 되게 한다. 이것을 10일 동안 나누어 마시는데, 한번에 100mL씩 하루 3번 공복에 마신다. 유리병에 담아 냉장고에 보관했다가 데워서 마신다.

※ 약재를 버리지 말고 다시 달이면 묽은 약액(藥液)이 나온다. 여기에 꿀이나 조청을 타서 수시로 차처럼 마신다.

약초 처방 용담초·시호·택사 각 4g, 목통·차전자·적복령·생지황·당귀·치
자·황금·감초 각 2g

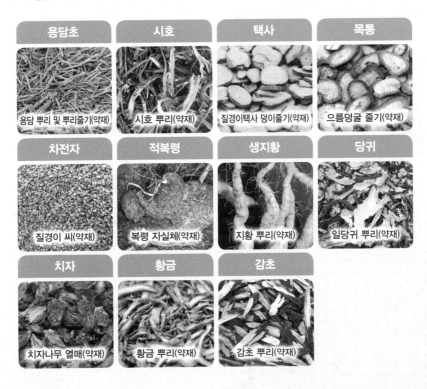

용담초	시호	택사	목통
용담 뿌리 및 뿌리줄기(약재)	시호 뿌리(약재)	질경이택사 덩이줄기(약재)	으름덩굴 줄기(약재)

차전자	적복령	생지황	당귀
질경이 씨(약재)	복령 자실체(약재)	지황 뿌리(약재)	일당귀 뿌리(약재)

치자	황금	감초
치자나무 열매(약재)	황금 뿌리(약재)	감초 뿌리(약재)

불면증

【 귀비탕 】

좌훈을 하면서 복용하면 불면증을 치료하는 데 큰 도움이 된다. 소심하고 예민하면서 스트레스를 많이 받는 사람에게 보다 적합한 처방이다. 좌훈을 하면서 1개월 이상 꾸준하게 복용하는 것이 좋다.

오른쪽 처방의 용량은 1첩에 해당하며 곱하기 20을 하면 1제가 된다. 1제는 하루 3번 복용하는 것을 기준으로 10일분에 해당한다. 따라서 당귀 80g, 용안육 80g, 산조인(볶은 것) 80g, 원지 80g, 인삼 80g, 황기 80g, 백출 80g, 백복신 80g, 목향 40g, 감초 20g, 생강 100편, 대추 40개에 물 6L를 붓고 중불로 2~3시간 달여 물이 3L 정도 되게 한다. 이것을 10일 동안 나누어 마시는데, 한 번에 100mL씩 하루 3번 공복에 마신다. 유리병에 담아 냉장고에 보관했다가 데워서 마신다.

※ 약재를 버리지 말고 다시 달이면 묽은 약액(藥液)이 나온다. 여기에 꿀이나 조청을 타서 수시로 차처럼 마신다.

약초 처방 당귀·용안육·산조인·원지·인삼·황기·백출·백복신 각 4g, 목향 2g, 감초 1g, 생강 5편, 대추 2개

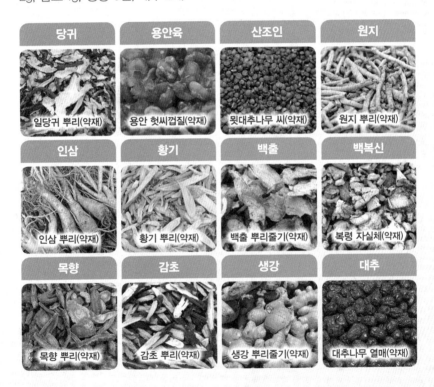

당귀	용안육	산조인	원지
일당귀 뿌리(약재)	용안 헛씨껍질(약재)	묏대추나무 씨(약재)	원지 뿌리(약재)

인삼	황기	백출	백복신
인삼 뿌리(약재)	황기 뿌리(약재)	백출 뿌리줄기(약재)	복령 자실체(약재)

목향	감초	생강	대추
목향 뿌리(약재)	감초 뿌리(약재)	생강 뿌리줄기(약재)	대추나무 열매(약재)

여드름

【 청상방풍탕 】

좌훈을 하면서 복용하면 여드름을 치료하는 데 큰 도움이 된다. 나이와 체질에 상관없이 복용할 수 있다. 좌훈을 하면서 1개월 이상 꾸준하게 복용하는 것이 좋다.

오른쪽 처방의 용량은 1첩에 해당하며 곱하기 20을 하면 1제가 된다. 1제는 하루 3번 복용하는 것을 기준으로 10일분에 해당한다. 따라서 방풍 80g, 백지 60g, 연교 60g, 길경 60g, 황금 60g, 천궁 60g, 형개 40g, 치자 40g, 황련 40g, 지각 40g, 박하 40g, 감초 30g에 물 5L를 붓고 중불로 1~2시간 달여 물이 3L 정도 되게 한다. 이것을 10일 동안 나누어 마시는데, 한 번에 100mL씩 하루 3번 공복에 마신다. 유리병에 담아 냉장고에 보관했다가 데워서 마신다.

※ 약재를 버리지 말고 다시 달이면 묽은 약액(藥液)이 나온다. 여기에 꿀이나 조청을 타서 수시로 차처럼 마신다.

약초 처방 방풍 4g, 백지·연교·길경·황금·천궁 각 3g, 형개·치자·황련·지각·박하 각 2g, 감초 1.5g

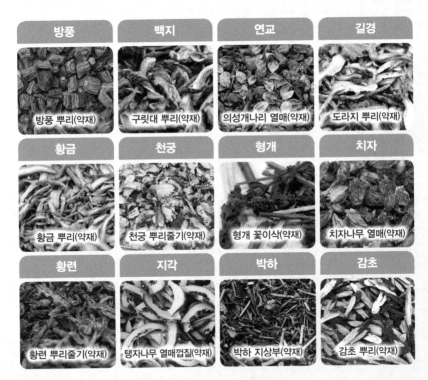

방풍	백지	연교	길경
방풍 뿌리(약재)	구릿대 뿌리(약재)	의성개나리 열매(약재)	도라지 뿌리(약재)

황금	천궁	형개	치자
황금 뿌리(약재)	천궁 뿌리줄기(약재)	형개 꽃이삭(약재)	치자나무 열매(약재)

황련	지각	박하	감초
황련 뿌리줄기(약재)	탱자나무 열매껍질(약재)	박하 지상부(약재)	감초 뿌리(약재)

복부비만

【 방풍통성산 】

좌훈을 하면서 복용하면 복부비만을 개선하는 데 큰 도움이 된다. 변비가 있는 사람에게 보다 적합한 처방이다. 좌훈을 하면서 1~3개월 이상 꾸준하게 복용하는 것이 좋다.

조제 및 복용법 오른쪽 처방의 용량은 1첩에 해당하며 곱하기 20을 하면 1제가 된다. 1제는 하루 3번 복용하는 것을 기준으로 10일분에 해당한다. 따라서 활석 200g, 천궁 80g, 방풍 80g, 당귀 80g, 백작약 80g, 박하 80g, 연교 80g, 마황 80g, 망초 80g, 대황 80g, 석고 80g, 길경 80g, 황금 80g, 백출 60g, 형개 60g, 생강 60g, 치자 60g, 감초 40g에 물 6L를 붓고 중불로 1~2시간 달여 물이 3L 정도 되게 한다. 이것을 10일 동안 나누어 마시는데, 한 번에 100mL씩 하루 3번 공복에 마신다. 유리병에 담아 냉장고에 보관했다가 데워서 마신다.

※ 약재를 버리지 말고 다시 달이면 묽은 약액(藥液)이 나온다. 여기에 꿀이나 조청을 타서 수시로 차처럼 마신다.

약초 처방 활석 10g, 천궁·방풍·당귀·백작약·박하·연교·마황·망초·대황·
석고·길경·황금 각 4g, 백출·형개·생강·치자 각 3g, 감초 2g

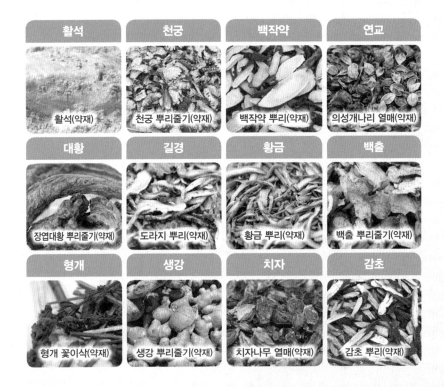

활석	천궁	백작약	연교
활석(약재)	천궁 뿌리줄기(약재)	백작약 뿌리(약재)	의성개나리 열매(약재)

대황	길경	황금	백출
장엽대황 뿌리줄기(약재)	도라지 뿌리(약재)	황금 뿌리(약재)	백출 뿌리줄기(약재)

형개	생강	치자	감초
형개 꽃이삭(약재)	생강 뿌리줄기(약재)	치자나무 열매(약재)	감초 뿌리(약재)

치질

【 소적정원산 】

좌훈을 하면서 복용하면 치질을 치료하는 데 큰 도움이 된다. 스트레스를 많이 받고 소화가 안되는 사람에게 보다 적합한 처방이다. 좌훈을 하면서 1개월 이상 꾸준하게 복용하는 것이 좋다.

조제 및 복용법 오른쪽 처방의 용량은 1첩에 해당하며 곱하기 20을 하면 1제가 된다. 1제는 하루 3번 복용하는 것을 기준으로 10일분에 해당한다. 따라서 백출 120g, 신국 80g, 향부자 80g, 지실 80g, 현호색 80g, 해분 80g, 복령 60g, 진피 60g, 청피 60g, 사인 60g, 맥아 60g, 산사 60g, 감초 60g, 생강 60편에 물 5L를 붓고 중불로 1~2시간 달여 물이 3L 정도 되게 한다. 이것을 10일 동안 나누어 마시는데, 한 번에 100mL씩 하루 3번 공복에 마신다. 유리병에 담아 냉장고에 보관했다가 데워서 마신다.

※ 약재를 버리지 말고 다시 달이면 묽은 약액(藥液)이 나온다. 여기에 꿀이나 조청을 타서 수시로 차처럼 마신다.

약초 처방 백출 6g, 신국·향부자·지실·현호색·해분 각 4g, 복령·진피·청피·사인·맥아·산사·감초 각 3g, 생강 3편

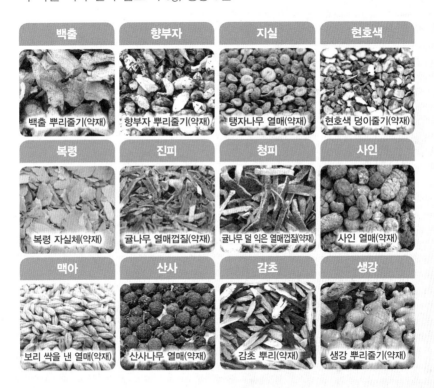

백출	향부자	지실	현호색
백출 뿌리줄기(약재)	향부자 뿌리줄기(약재)	탱자나무 열매(약재)	현호색 덩이줄기(약재)

복령	진피	청피	사인
복령 자실체(약재)	귤나무 열매껍질(약재)	귤나무 덜 익은 열매껍질(약재)	사인 열매(약재)

맥아	산사	감초	생강
보리 싹을 낸 열매(약재)	산사나무 열매(약재)	감초 뿌리(약재)	생강 뿌리줄기(약재)

어깨결림

【 갈근탕 】

좌훈을 하면서 복용하면 어깨결림을 치료하는 데 큰 도움이 된다. 살이 찌고 근육질인 사람에게 보다 적합한 처방이다. 좌훈을 하면서 1개월 이상 꾸준하게 복용하는 것이 좋다.

조제 및 복용법

오른쪽 처방의 용량은 1첩에 해당하며 곱하기 20을 하면 1제가 된다. 1제는 하루 3번 복용하는 것을 기준으로 10일분에 해당한다. 따라서 갈근 240g, 마황 120g, 생강 120g, 대추 120g, 감초 80g, 작약 80g, 계지 80g에 물 5L를 붓고 중불로 1~2시간 달여 물이 3L 정도 되게 한다. 이것을 10일 동안 나누어 마시는데, 한 번에 100mL씩 하루 3번 공복에 마신다. 유리병에 담아 냉장고에 보관했다가 데워서 마신다.

※ 약재를 버리지 말고 다시 달이면 묽은 약액(藥液)이 나온다. 여기에 꿀이나 조청을 타서 수시로 차처럼 마신다.

약초 처방 갈근 12g, 마황·생강·대추 각 6g, 감초·작약·계지 각 4g

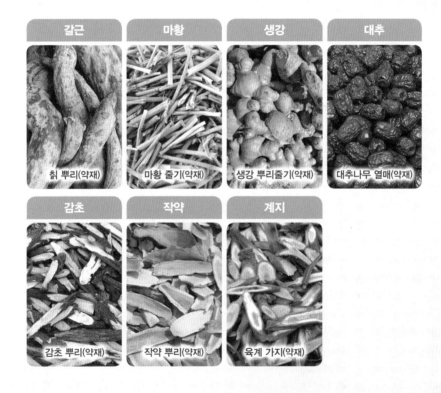

갈근	마황	생강	대추
칡 뿌리(약재)	마황 줄기(약재)	생강 뿌리줄기(약재)	대추나무 열매(약재)

감초	작약	계지
감초 뿌리(약재)	작약 뿌리(약재)	육계 가지(약재)

부부관계 개선

【 연령고본단 】

좌훈을 하면서 복용하면 성기능을 개선하는 데 큰 도움이 된다. 기초체력이 약해진 사람에게 보다 적합한 처방이다. 좌훈을 하면서 1~6개월 이상 꾸준하게 복용하는 것이 좋다.

해당 약초들을 곱게 분말한 다음 술로 반죽한 쌀풀에 섞어서 녹두 크기의 환을 만든다. 이것을 한 번에 100개씩, 하루에 2~3번 복용한다. 분말을 꿀로 반죽해 청심환 크기의 환(4g)을 만들어서 한 번에 1개씩, 하루 2~3번 복용해도 좋다.

약초 처방 토사자·육종용 각 160g, 천문동·맥문동·생지황·숙지황·산약·우슬·두충·파극·구기자·산수유·백복령·오미자·인삼·목향·백자인 각 80g, 복분자·차전자·지골피 각 60g, 천초·석창포·원지·택사 각 40g

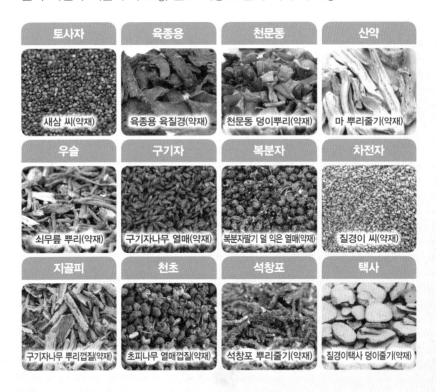

토사자	육종용	천문동	산약
새삼 씨(약재)	육종용 육질경(약재)	천문동 덩이뿌리(약재)	마 뿌리줄기(약재)

우슬	구기자	복분자	차전자
쇠무릎 뿌리(약재)	구기자나무 열매(약재)	복분자딸기 덜 익은 열매(약재)	질경이 씨(약재)

지골피	천초	석창포	택사
구기자나무 뿌리껍질(약재)	초피나무 열매껍질(약재)	석창포 뿌리줄기(약재)	질경이택사 덩이줄기(약재)

요실금

【 보중익기탕 】

좌훈을 하면서 복용하면 요실금을 치료하는 데 큰 도움이 된다. 몸이 허약하고 기운이 없으며 위장이 약한 사람에게 보다 적합한 처방이다. 좌훈을 하면서 1~3개월 이상 꾸준하게 복용하는 것이 좋다.

조제 및 복용법

오른쪽 처방의 용량은 1첩에 해당하며 곱하기 20을 하면 1제가 된다. 1제는 하루 3번 복용하는 것을 기준으로 10일분에 해당한다. 따라서 황기 120g, 인삼 80g, 백출 80g, 감초 80g, 당귀 40g, 진피 40g, 승마 30g, 시호 30g에 물 5L를 붓고 중불로 2~3시간 달여 물이 3L 정도 되게 한다. 이것을 10일 동안 나누어 마시는데, 한 번에 100mL씩 하루 3번 공복에 마신다. 유리병에 담아 냉장고에 보관했다가 데워서 마신다.

※ 약재를 버리지 말고 다시 달이면 묽은 약액(藥液)이 나온다. 여기에 꿀이나 조청을 타서 수시로 차처럼 마신다.

약초 처방 황기 6g, 인삼·백출·감초 각 4g, 당귀·진피 각 2g, 승마·시호 각 1.5g

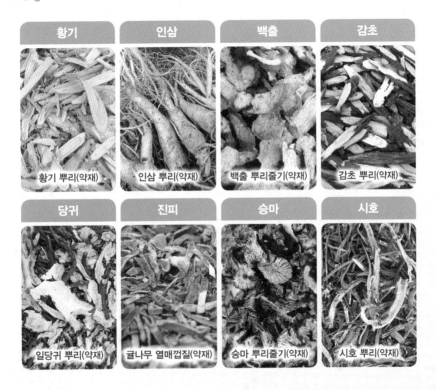

황기	인삼	백출	감초
황기 뿌리(약재)	인삼 뿌리(약재)	백출 뿌리줄기(약재)	감초 뿌리(약재)

당귀	진피	승마	시호
일당귀 뿌리(약재)	귤나무 열매껍질(약재)	승마 뿌리줄기(약재)	시호 뿌리(약재)

소화불량

【 평위산 】

좌훈을 하면서 복용하면 소화불량을 치료하는 데 큰 도움이 된다. 위장이 약하고 자주 체하는 사람에게 보다 적합한 처방이다. 좌훈을 하면서 꾸준하게 복용하는 것이 좋다.

조제 및 복용법 오른쪽 처방의 용량은 1첩에 해당하며 곱하기 20을 하면 1제가 된다. 1제는 하루 3번 복용하는 것을 기준으로 10일분에 해당한다. 따라서 창출 160g, 진피 120g, 후박 80g, 감초 60g, 생강 60편, 대추 40개에 물 4L를 붓고 중불로 1~2시간 달여 물이 3L 정도 되게 한다. 이것을 10일 동안 나누어 마시는데, 한 번에 100mL씩 하루 3번 공복에 마신다. 유리병에 담아 냉장고에 보관했다가 데워서 마신다.

※ 약재를 버리지 말고 다시 달이면 묽은 약액(藥液)이 나온다. 여기에 꿀이나 조청을 타서 수시로 차처럼 마신다.

약초 처방 창출 8g, 진피 6g, 후박 4g, 감초 3g, 생강 3편, 대추 2개

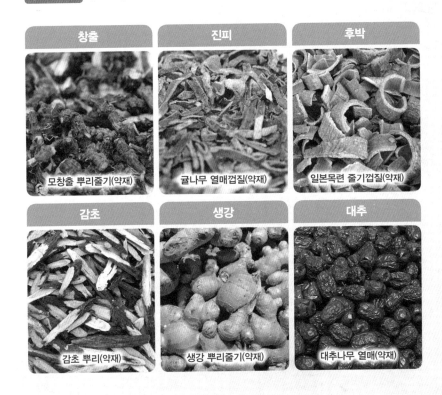

창출	진피	후박
모창출 뿌리줄기(약재)	귤나무 열매껍질(약재)	일본목련 줄기껍질(약재)

감초	생강	대추
감초 뿌리(약재)	생강 뿌리줄기(약재)	대추나무 열매(약재)

전립선질환

【 육미지황환 】

좌훈을 하면서 복용하면 전립선질환을 치료하는 데 큰 도움이 된다. 노화와 과로 때문에 몸이 약해진 사람에게 보다 적합한 처방이다. 좌훈을 하면서 1~3개월 이상 꾸준하게 복용하는 것이 좋다.

조제 및 복용법

해당 약초들을 곱게 분말한 다음 쌀풀에 섞어서 녹두 크기의 환을 만든다. 이것을 한 번에 50~100개씩, 하루에 2~3번 복용한다.

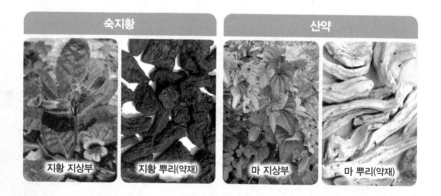

숙지황		산약	
지황 지상부	지황 뿌리(약재)	마 지상부	마 뿌리(약재)

약초 처방 숙지황 320g, 산약·산수유 각 160g, 백복령·목단피·택사 각 120g

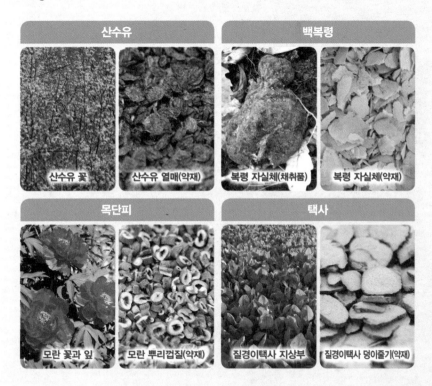

산수유		백복령	
산수유 꽃	산수유 열매(약재)	복령 자실체(채취품)	복령 자실체(약재)

목단피		택사	
모란 꽃과 잎	모란 뿌리껍질(약재)	질경이택사 지상부	질경이택사 덩이줄기(약재)

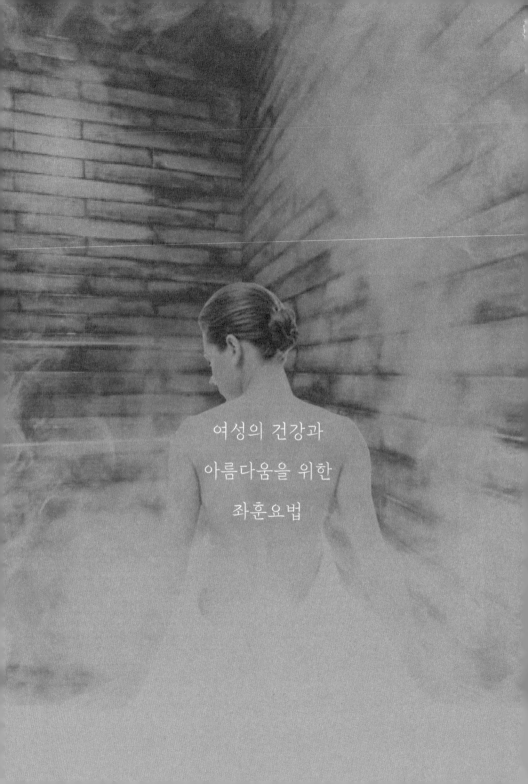

여성의 건강과

아름다움을 위한

좌훈요법